Ulrich Völkel

WIEDER-
ENTDECKTE
KRÄUTER

RHINOVERLAG

Trotz gewissenhafter Bearbeitung kann eine Haftung für den Inhalt nicht übernommen werden. Für aktuelle Ergänzungen und Anregungen ist der Verlag jederzeit dankbar.

Die **Abbildungen** auf den Seiten 11, 15, 19, 23, 27, 31, 35, 43, 47, 55, 59, 63, 67, 71, 75, 79, 83, 87, 91 wurden dem Buch „Flora von Deutschland, Österreich und der Schweiz" von Otto Wilhelm Thomé, Gera-Untermhaus 1885 entnommen und für diese Ausgabe bearbeitet.

Fotos: Seite 8/9: focus finder (Fotolia.com); Seite 10: Walter Siegmund (CC-BY-SA 3.0); Seite 14: Jean Tosti (CC-BY-SA 3.0); Seite 18: Enrico Blasutto (CC-BY-SA 3.0); Seite 22: Ruud Morijn (Fotolia.com); Seite 26: H. Zell (CC-BY-SA 3.0); Seite 28: Jacob de Monte; Seite 30: Daniel Villafruela (CC-BY-SA 4.0); Seite 34: Dalgial (CC-BY-SA 3.0); Seite 38: Alupus (CC-BY-SA 3.0); Seite 42: Avjoska (CC-BY 3.0); Seite 46: Thomas Mathis (CC-BY-SA 3.0); Seite 50: Katharina Rau (Fotolia.com); Seite 54: Annett Seidler (Fotolia.com); Seite 58: Fornax (CC-BY-SA 3.0); Seite 62: meyerfranzgisela (Fotolia.com); Seite 66: Christian Fischer (CC-BY-SA 3.0); Seite 70: Joan Simon (CC-BY-SA 2.0); Seite 74: iredding01 (Fotolia.com); Seite 78: AnRo0002 (CC-0); Seite 82: Christian Pedant (Fotolia.com); Seite 86: Jörg Hempel (CC-BY-SA 3.0); Seite 90: Isidre Blanc (CC-BY-SA 4.0)

Seite 2: Hildegard von Bingen empfängt eine göttliche Inspiration und gibt sie an ihren Schreiber weiter. Miniatur aus dem Rupertsberger Codex des Liber Scivias.

Impressum

© 2017 RhinoVerlag Dr. Lutz Gebhardt & Söhne GmbH & Co. KG
Am Hang 27, 98693 Ilmenau
Tel.: 03677 / 46628-0, Fax: 03677 / 46628-80
www.rhinoverlag.de

Titelbild: Beinwell; Ruud Morijn (Fotolia.com)
Layout, Satz: Ulrich Völkel
Titelgestaltung: Jana Rogge, Weimar

1. Auflage 2017
ISBN: 978-3-95560-060-0

INHALTSVERZEICHNIS

UNKRÄUTER KENNE ICH NICHT

Ein Giersch kommt selten allein. Gartenbesitzer wissen das. Wo das Kraut einmal Fuß gefasst hat, wuchert es heftig und widersteht so ziemlich allen Versuchen, es erfolgreich auszumerzen. Umgraben, um alle Wurzelteile zu entfernen, hilft nur bedingt; denn bleibt auch nur ein kleines Stückchen in der Erde, bildet das schnell neue Triebe. Man kennt aus der griechischen Mythologie die Geschichte von der neunköpfigen Hydra: Schlägt man ihr einen Kopf ab, wachsen sofort zwei neue nach. Herkules kann nicht überall sein. Giersch ist ein böses Unkraut.

Giersch ergibt einen herzhaften Salat (siehe Kapitel Giersch). Wir haben verlernt, uns in der heimischen Natur umzusehen, weil (durchaus schmackhafte) Exoten unsere Kräutertheken überschwemmen.

Wir kaufen uns Fertiggewürze mit abenteuerlich klingenden Namen, ohne genau zu wissen, woraus die Mixtur tatsächlich besteht. Sexgewürz – das klingt viel versprechend! Da nehmen wir doch gleich mal die doppelte Menge.

Kein Supermarkt der Welt hält ein so umfangreiches Angebot an Gewürzen bereit wie die uns umgebende Natur. Wir haben nur verlernt, uns im Garten Eden zu bedienen. Ich will in diesem kleinen Büchlein versuchen, dem einen oder anderen Kraut wieder zu Ehren zu verhelfen. Sie wissen ja, gegen alles ist ein Kraut gewachsen – mit der bekannten Ausnahme. Aber wer will schon dumm geheißen werden?

Ich möchte allerdings nicht den Eindruck erwecken, dass mein Ausflug in die Welt heimischer Kräuter eine Expedition in ein völlig fremdes Land sei. Die Buchhandlungen bieten inzwischen ganze Regale informativer Literatur an. Sagen wir so, es ist ein Spaziergang, auf dem Sie mich begleiten. Und während wir uns der Schönheit unserer Heimat erfreuen, zupfen wir da mal ein Blatt vom Sauerampfer oder schnuppern am beruhigenden Baldrian. Am Ende unserer Wanderung suchen wir eine kleine Gastwirtschaft auf und genießen eine gut gewürzte Thüringer Bratwurst. Vom Rost, natürlich, nicht vom Grill.

Ulrich Völkel

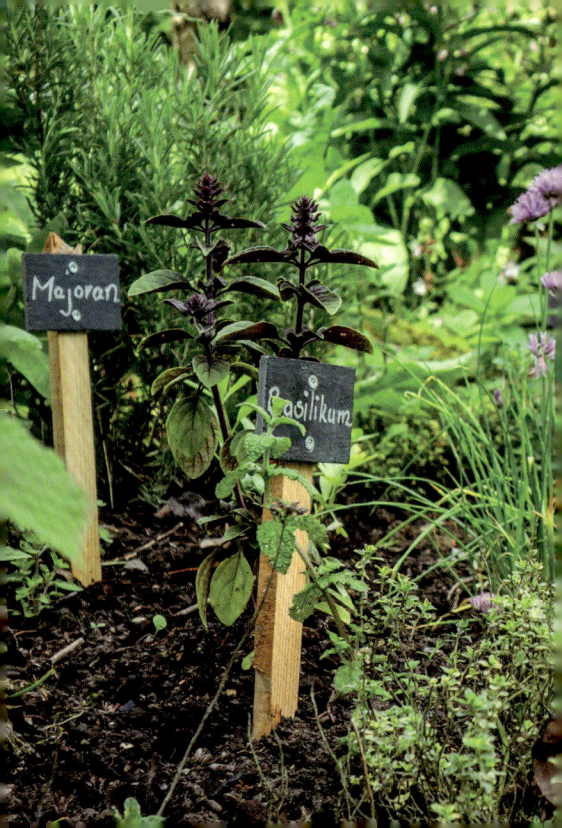

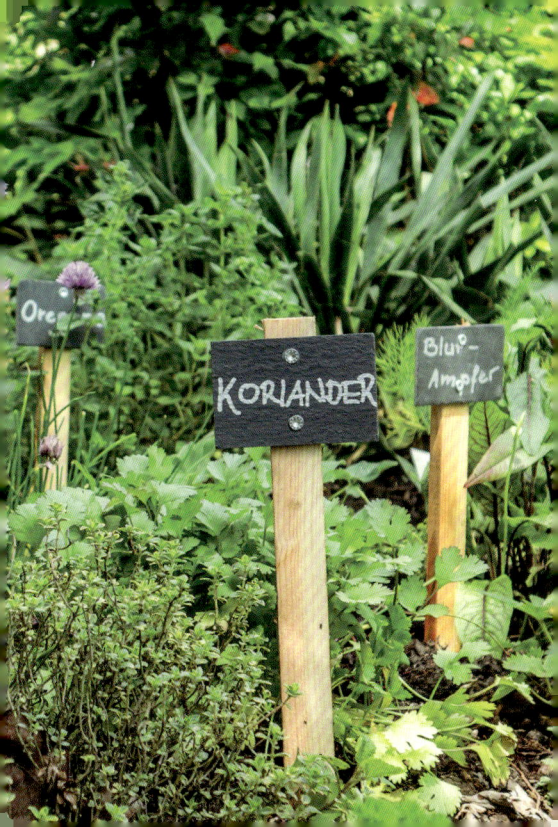

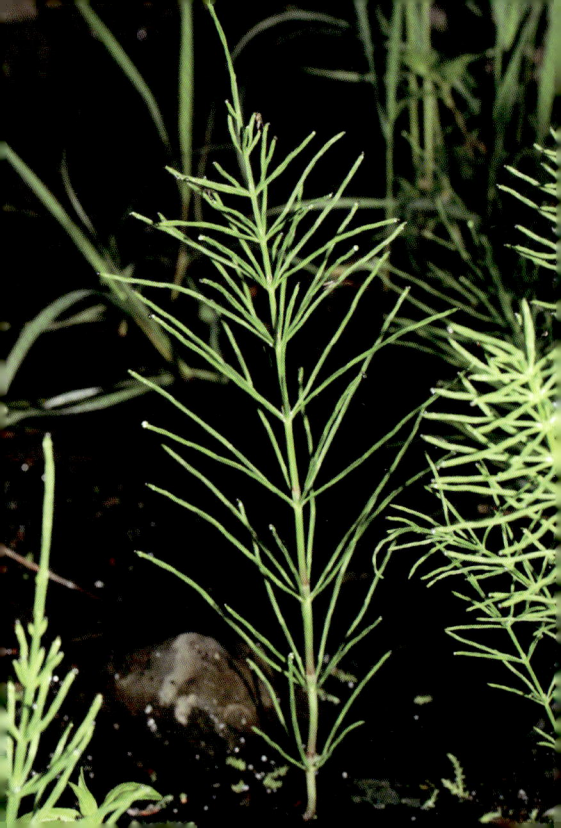

Acker-schachtelhalm

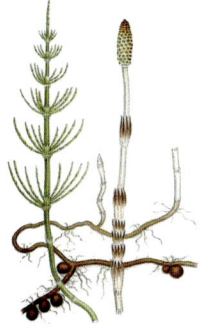

Systematik
Ordnung: Schachtelhalmartige
Familie: Schachtelhalmgewächse
Gattung: Schachtelhalme
Art: Acker-Schachtelhalm
Wissenschaftlicher Name:
Equisetum arvense

Krautige Pflanze
Höhe: 10 bis 50 cm
Wurzel: bis 160 cm
Keine Blüten (Sporen)
Triebe: März bis Mai
Laubtrieb: Mai

Wer das Pech hatte, dass sich Ackerschachtelhalm in seinem Garten ansiedelte, wird ihn selbst mit der chemischen Keule nicht mehr los. Er kann sich nur damit trösten, dass es sich um eine wichtige Heilpflanze handelt, die außerdem als Gewürz in der Küche zunehmend wieder Verwendung findet. Der Ackerschachtelhalm gehört botanisch zu den Farnen. Er ist aus geologischer Sicht eine der ältesten Pflanzen überhaupt und war vor rund 400 Millionen Jahren bis zu 30 Meter hoch.

11

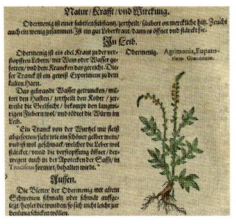

Der außgedruckte Safft von Katzen-
schwanß in die Nasen gethan, oder
angestrichen, stillet das lauffende Blut
darinne, schreibt Mattioli in seinem
Kräuterbuch.

Die weite, kaum aufzu-
haltende Verbreitung des
Ackerschachtelhalms auf
Feldern, Wiesen, Äckern
und Wegrändern brachte
ihm in den unterschied-
lichen Regionen beson-
dere Trivialnamen ein:
Ackerhermus, Ahnwop,
Bandwisch, Falbenrock,
Gänsekraut, Schaftelen.
Andere Namen verweisen auf einen Anwendungsbereich der Pflanze als Reinigungsmittel für Zinn: Fe-
gekraut, Katzen- oder Pferdeschwanz, Pfanneputzer,
Scheuerkraut und Zinnkraut. Ältere Kräuterbücher
kennen die Bezeichnung Ackerschachtelhalm oder
Zinnkraut noch nicht. Im „Gart der Gesundheit"
von 1485, eines der ersten gedruckten Kräuterbücher,
hieß das Kraut noch Roßzagel. Bei Mattioli steht
Katzenschwantz, Roßschwanz, Schaffthew.
Hildegard von Bingen schätzte, wie viele Heilkun-
dige des Mittelalters, die Wirkung der Pflanze bei

Magen-Darm-Beschwerden, bei Menstruationsstörungen sowie bei Blasen- und Nierenbeschwerden, oder als Tee gegen fiebrige Erkrankungen. Man kann auch Wurzel und Kraut in Wein sieden und ähnlich wie Tee darreichen. Die Wirkung ist auch heute noch bekannt.

Weniger bekannt oder erst wiederentdeckt findet Ackerschachtelhalm in der Küche Verwendung. Die weichen braunen Stängel erinnern geschmacklich an Pilze und sind sehr mild. Die von März bis April gesammelten Blätter und Stängel geben Kochgemüse eine besondere Würze. Haben sich die Stängel braun gefärbt, kann man die Sporenträgerkolben in Aufläufe geben oder roh als Salatbeilage servieren. Als Pfannengemüse werden sie ähnlich wie Pilze zubereitet. Rührei oder Omelett erhalten so gewürzt einen ganz eigenen Geschmack. Zu empfehlen ist auch ein Grütze ähnlicher Brei. Die gesäuberten Wurzelknollen kann man erntefrisch (September bis März) roh genießen.

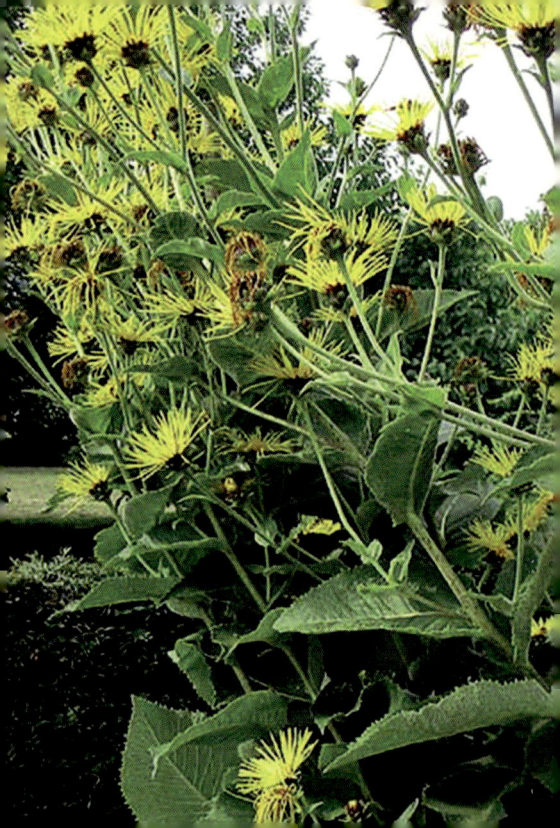

Echter Alant

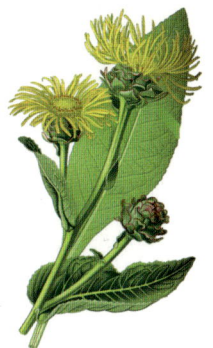

Systematik
Ordnung: Asternartige
Familie: Korbblütler
Unterfam.: Asteroideae
Tribus: Inuleae
Gattung: Alante
Art: Echter Alant
Wissenschaftlicher Name:
Inula helenium

Krautige Pflanze, Blätter bis
zu 50 cm lang (Unterseite mit
Filzhaaren)
Höhe: bis 200 cm
Blütezeit: Juli bis Dezember

Der Alant stammt aus Asien. Er gehörte über viele
Jahrhunderte in jeden Bauerngarten, wo er aber –
mit Ausnahme Thüringens – nur noch selten zu
finden ist.

Auf das einstige Verbreitungsgebiet und die viel-
seitige Verwendung weisen zahlreiche regionale
Bezeichnung hin wie z. B.: Aletwürze, Brustalant,
Dammkraut, Donnerkraut, Galantwurzel, Großer
Heinrich, Heilwurz, Hexenschusskraut, Krätzen-
wurz, Schlangenkraut, Ulenkwurz.

Schon bei den alten Ägyptern finden wir einen Hinweis auf die Verwendung von Alant als Heilpflanze. Der Römer Plinius d. Ä (19–91) berichtet, dass Livia, die Frau des Kaisers Augustus, täglich Alant zu sich nahm, worauf er ihr hohes Alter von 88 Jahren zurückführte. Bei dem Griechen Dioskurides (1. Jh.) lesen wir: *Die Alantwurzel ist noch heute ein beliebtes Bittermittel.* Im Mittelalter galt Alantwein als ein wirksames Mittel gegen Beschwerden wie Bronchialkatarrh, Blähungen, Harnverhalten, Gelbsucht oder Würmer.

Unter Verwendung von Alantwurzel und Schweineschmalz wurde eine Salbe zubereitet, mit der man Krätze und Geschwüre behandelte. Wunden wurden mit frischen Alantblättern belegt. Im Spreewald und Siebenbürgen rauchte man getrocknete Alantblätter bei Brustbeschwerden.

Die Wirkung der auswurffördernden, ätherischen Öle des Alants werden noch heute genutzt, wobei die Dosis entscheidend ist. Zuviel davon genossen kann zu Erbrechen, Durchfall und partiellen Lähmungen führen.

In der modernen Heilkunde spielt Alant ansonsten nur noch eine geringe Rolle, und wenn, übergießt man einen Teelöffel Alantwurzel mit einer Tasse kochenden Wassers (10 min ziehen) zur Linderung von Husten oder bronchialen Beschwerden.

Die Volksheilkunde rät, frische Alantwurzeln vor einer Mahlzeit zu kauen, um den Appetit anzuregen, den Geschmackssinn zu verfeinern und die allgemeine Stimmung aufzubessern, worauf – siehe eingangs – schon Plinius hingewiesen hat.

Zum Blaufärben von Stoffen hat man früher, ähnlich wie die Waidpflanze, Alantwurzeln mit Heidelbeeren und Pottasche in Urin gebeizt.

Alant war im antiken Rom ein unentbehrliches Gewürz, vor allem bei der Zubereitung von Süßspeisen. Apicius (um 25–42 v. Chr.) preist die Pflanze wegen ihres bitter-scharfen Geschmacks und schreibt: *Auf dass es beim Würzen an nichts fehle.* Die Wurzel und die Blätter wurden wie Gemüse zubereitet. Aber auch diese Verwendung ist in Vergessenheit geraten. Bestenfalls kennt man Alant noch als Ausgangsstoff für einen Likör.

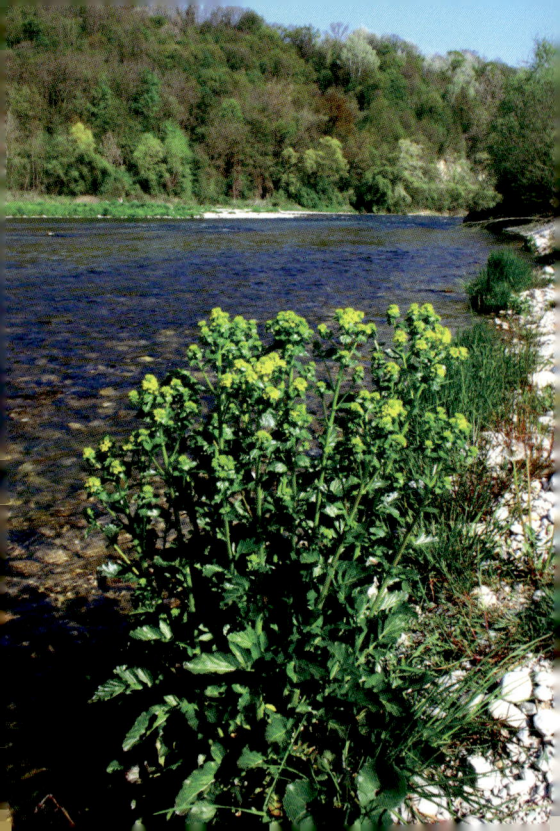

Barbarakraut

Systematik
Ordnung: Kreuzblütlerartige
Familie: Kreuzblütler
Tribus: Cardamineae
Gattung: Barbarakräuter
Art: Winterkresse
Wissenschaftlicher Name:
Barbarea vulgaris

Zweijährige Pflanze,
Blätter im 1. Jahr,
gelbe Blüten im 2.
Höhe: 30 bis 90 cm
Schotenfrüchte 15 bis 25 cm
Blütezeit: Mai bis Juni

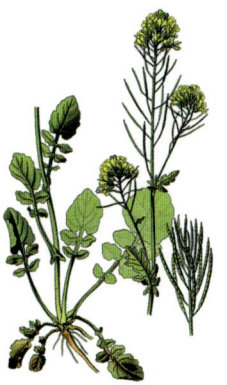

Die Bezeichnung Barbarakraut bezieht sich vermutlich auf die Schutzpatronin der Bergleute. Ein anderer Name, Winterkresse, deutet ebenfalls auf den 4. Dezember, den Barbaratag, hin, weil das Kraut in der Winterzeit ein beliebtes Gemüse war. Wegen des hohen Vitamin-C-Gehalts half das Kraut früher, als der Zugriff auf andere Spender von Vitamin C schwierig war, gegen das Aufkommen von Mangelkrankheiten (Skorbut!).

Im 1543 erschienenen Kräuterbuch von Leonhart Fuchs (1501–1566) steht: *Diß gewechß ist ein Wunderkraut.*

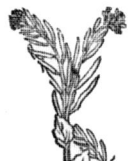

St. Barbara, Herba St. Barbaræ, Cap. 200.

Sanct Barbarakraut wird unter die Senffkräuter Namen gezählet, weil es mit seiner Blüth und Eschdlein sich den Senffkräutern vergleicht, hat Blätter wie Gestalt, die wilden Ranken. Blühet gelb im Mayen und Brachmonat, hat seinen Saamen in Schötlein. Die Wurtzel ist lang und krumm, Latine, Herba St. Barbaræ. Ital. Herba di santa Barbara Gall. Herbe sainte Barbe genannt. Wächst gemeinglich im Feld.

Kraft und Wirkung.

Sanct Barbarakraut ist warmer und trockner Natur.

Ist gut Wunden zu reinigen, zu trocknen, und dem faulen Fleisch zu wehren.

Kraft und Wirkung. Sanct Barbarakraut ist warmer und trockener Natur. Ist gut Wunden zu reinigen, zu trocknen und dem faulen Fleisch zu wehren.

Leonhart Fuchs war es auch, der die Herkunft des Namens anders deutete, indem er es vom lateinischen *Carpentariorum berba*, also Zimmermannskraut, ableitete, weil Zimmerleute, Schreiner oder Wagner mit den frischen Blättern ihre Verletzungen und Wunden belegten, bzw. die Wunden mit einer Tinktur oder einem Tee reinigten.

Eine harntreibende Tinktur aus zerstoßenen Samen und Wein hilft auch bei einer Infektion der Blase und Nieren.

Barbarakraut kann man ähnlich wie Giersch, Brennnessel, Sauerampfer oder Spinat zubereiten, zumal er noch weit in die Winterzeit hinein geerntet werden kann. Wegen des würzigen, leicht pfeffrigen Geschmacks der Blätter, womit er an Kresse erinnert, erklärt sich wohl auch die Bezeichnung Winterkresse. Das beste Aroma enthalten die am Grunde liegenden Rosettenblätter. Für Salate werden die Keimlinge und die Sprossen verwendet. Für einen Barbarakrautsalat benötigt man 150 g Winterkresse, 200 g Mozzarellakäse, je eine Tomate, eine kleine Zwiebel und eine Knoblauchzehe. Dazu bereitet man eine Vinaigrette aus Olivenöl, Balsamicoessig, Salz und Pfeffer.

Für einen harntreibenden Wein muss man die Samen zerquetschen und sie in Wein ansetzen.

Barbarakraut ist zu Unrecht in Vergessenheit geraten. Die Inhaltsstoffe empfehlen die Pflanze sowohl für die Gesundheit als auch für eine jahreszeitlich interessante Mahlzeit: Außer den Vitaminen A und besonders C enthält die Winterkresse reichlich Glucosinolate, Flavonoide und Saponine.

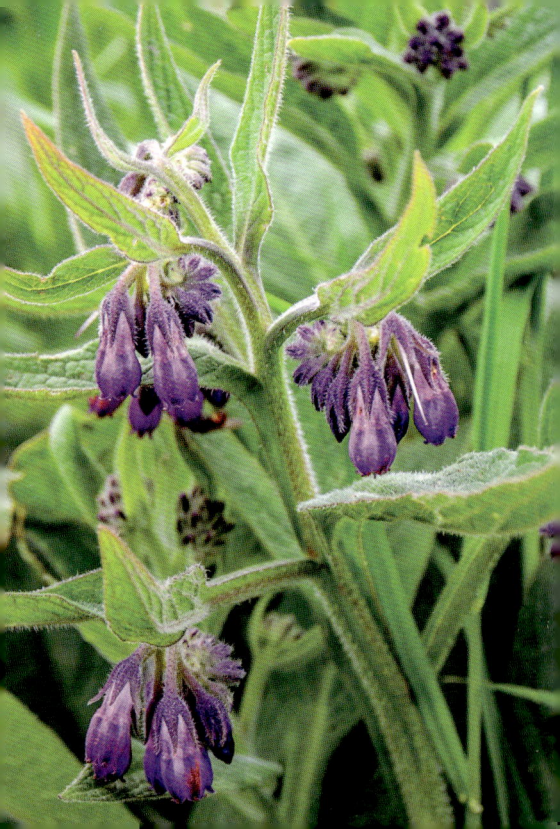

Echter Beinwell

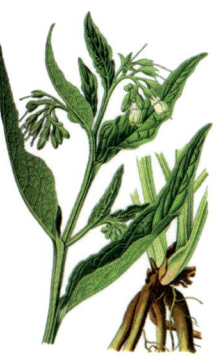

Systematik
Familie: Raublattgewächse
Unterfam.: Boraginoideae
Gattung: Beinwell
Art: Echter Beinwell
Wissenschaftlicher Name:
Symphytum officinale

Mehrjährige Pflanze,
borstig behaart
Höhe: bis 150 cm
Sammelzeit: Blätter April/Mai
Wurzel: Spätherbst, Frühjahr

Der Echte Beinwell tut den Beinen (Knochen) wohl. Dieser Wirkung verdankt er seinen Namen. Man kennt ihn allerdings u.a. auch als Himmelsbrot, Honigblum, Kornfrei, Kuchenkraut, Milchwurz, Schadheilwurz, Soldatenwurz(el), Speckwurz, Wallwurz, Wortel, Wundallheil oder Wundschad. Die Bezeichnung Wundallheil deutet schon an, dass die Pflanze in der Volksmedizin eine wichtige Rolle spielte. Entsprechend lang ist auch die Liste der möglichen Verwendung, vor allem bei Beschwerden des Bewegungsapparats. Die Heilkraft der Pflanze schätzten auch Hildegard von Bingen und

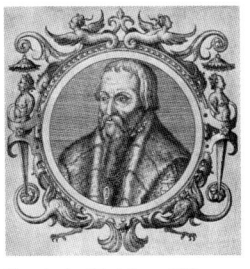

Paracelsus. Der italienische Arzt und Botaniker Pietro Andrea Mattioli (1501–1577) empfahl, Beinwell um das Bett auszulegen, weil sich die Wanzen und Flöhe darin verfangen würden.

Pietro Andrea Mattioli, um 1550

Bei Leonhart Fuchs lesen wir: *die wurtzel geseubert in wein oder wasser gesotten und getruncken ist nützlich denen so blut ausspeien und inwendig gebrochen seind. […] Walwurtz ist nützlich zu allerley wunden und beinbrüchen, darumb sie bei den wundärtzten in großen ehren sol gehalten werden.*
Die Griechen nannten die Pflanze *Symphyton* (= ich wachse zusammen). Die deutschen Bezeichnungen Beinwell oder Wallwurz entsprechen dieser Bedeu-

tung; das altdeutsche Wort *wallen* stand für zusammenwachsen – ein deutlicher Hinweis auf die heilende Wirkung bei Brüchen und Prellungen.

Trotz des breiten Anwendungsbereichs wird vor einer oralen Aufnahme gewarnt, weil die in der Pflanze enthaltenen Pyrrolizidinalkaloide Leberschäden hervorrufen können, das Erbgut verändern und krebserregend sind. Deshalb ist es auch nicht empfehlenswert, Beinwell als Nahrungsmittel zu verwenden. Das war allerdings vor der Entdeckung der gesundheitlichen Schädigungen vor allem bei Vegetariern beliebt. Die Blätter wurden wie Spinat zubereitet oder in Bierteig getaucht in einer Pfanne ausgebacken.

Christliche Missionare brachten die Heilpflanze in die Neue Welt und lehrten die Indianer Nordamerikas die Verwendung von Beinwell bei Gelenk- und Muskelschmerzen.

Aus der Wurzel (frisch oder getrocknet) kann man sich selbst eine Salbe oder Tinktur herstellen. Die Wirkstoffe Allantoin und Rosmarinsäure fördern die Kallusbildung bei der Heilung der Knochen.

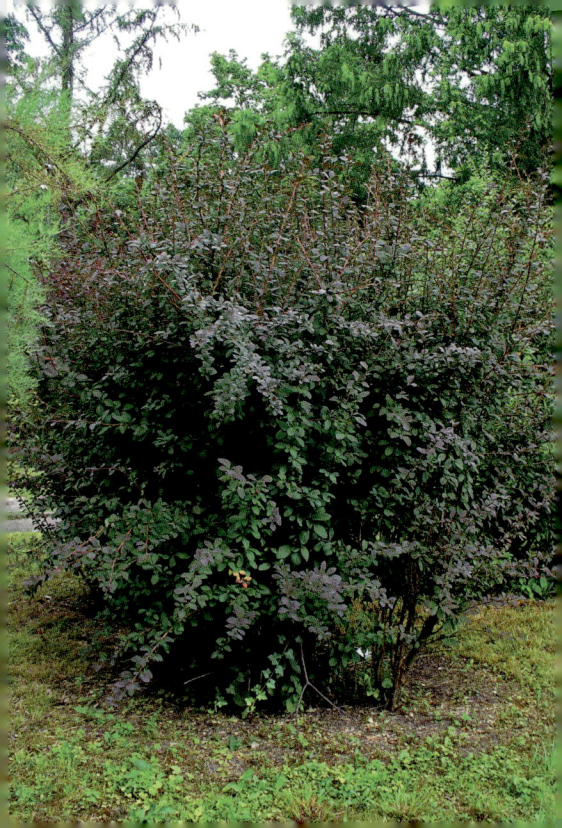

Gewöhnliche Berberitze

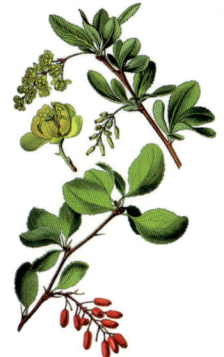

<u>Systematik</u>
Ordnung: Hahnenfußartige
Familie: Berberitzengewächse
Gattung: Berberitze
Art: Gewöhnliche Berberitze
Wissenschaftlicher Name:
Berberis vulgaris

Strauch mit Blattdornen
Höhe: 100 bis 300 cm
Blüte: Mai bis Juni
Früchte: 1-2 cm große
scharlachrote Beeren
Sammelzeit: ab August

Die Vorbemerkung ist wichtig: **Mit Ausnahme der Beeren ist die gesamte Pflanze, vor allem die Wurzel, giftig.** Nur die Beeren können verzehrt werden, sie enthalten keine Alkaloide, sind aber sehr vitaminreich und schmecken säuerlich. Im 16. Jahrhundert wurde die Pflanze unter den Bezeichnungen Erbsal, Saurach oder Essigdorn geführt und beschrieben. Neben Hieronymos Bock war es auch der flämische Arzt und Botaniker Carolus Clusius (1526–1609), der *diese Berberis-Art*, die er

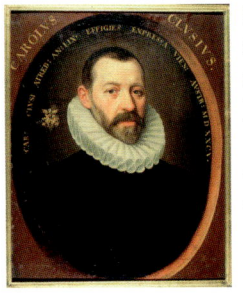

Carolus Clusius (1728–1796)
Porträt von Jacob de Monte (1585)

in der Nähe von Aschaffenburg entdeckt hatte in seine Schriften aufnahm. Johann Georg Krünitz (1728–1796) beschrieb die kernlosen Früchte des Sauerdorns in seiner „Oeconomischen Encyclopädie".

Die heilende Wirkung der Früchte kannte man schon im alten Ägypten, wo man aufgequollene Sauerdornbeeren mit Fenchelsamen gemischt gegen Fieber einsetzte.

Plinius d. Ä. riet, frische oder getrocknete Beeren in Wein gekocht bei Durchfall anzuwenden.

Die Liste der Trivialnamen im deutschen Sprachraum ist sehr lang. Einige wenige mögen als Beleg dienen: Bubenlaub, Dreidorn, Essigscharl, Geißenlaub, Hasenbrot, Kuckucksbrot, Reselbeere, Sauerdorn, Spießdorn, Spitzbeeri, Weinscharln, Weinzäpferln, Zizerlstrauch.

Die scharlachroten Früchte wirken u.a. antibakteriell und schleimlösend, sie regen die Atmung an und sind ein gutes Kräftigungsmittel nach Infektionskrankheiten.

Außerdem wird der Wurzelrinde eine heilende Wirkung zugeschrieben. Wurzelrindentee hilft u.a. bei Appetitlosigkeit, gegen Blähungen und Verstopfungen, bei Gelbsucht, Leberstauung, Gallenblasenentzündung, er beruhigt den Puls, erweitert die Blutgefäße und lindert Menstruationsbeschwerden.

Was in vielen Ländern Südosteuropas eine beliebte Zutat für Reis-, Fleisch und Fischgerichte ist und den Speisen ein säuerliches Aroma verleiht, wird erst in jüngster Zeit für die heimische Küche entdeckt. Am bekanntesten ist die Verwendung der Früchte bei der Herstellung von Marmelade und Gelee. Wegen des hohen Pektingehalts benötigt man bei der Zubereitung keinen Gelierzucker. Außerdem passen die Früchte gut zu Jogurt und in die rote Grütze.

Anstelle von Preiselbeeren kann man die Berberitzenmarmelade auch zu allen Wildgerichten geben.

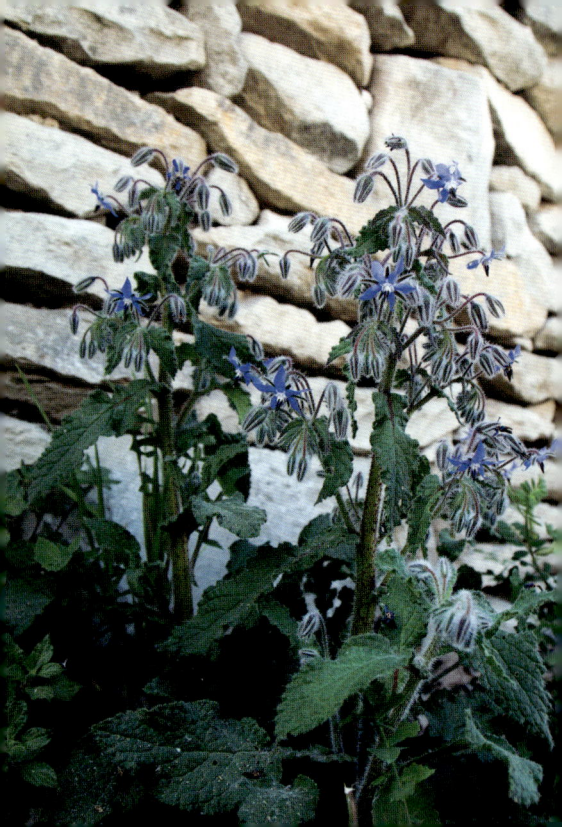

Borretsch

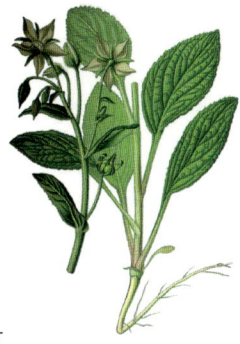

Systematik
Ordnung: Boraginales
Familie: Raublattgewächse
Unterfamilie: Boraginoideae
Tribus: Boraginea
Gattung: Borretsch
Art: Borretsch (Borago)
Wissenschaftlicher Name:
Borago officinalis

Einjähriges Kraut
Höhe: bis 70 cm
Stiel und Blätter borstig
behaart
Blütezeit: Mai bis September

Ich, Borretsch, bringe immer Freude, meinte Plinius d. Ä. (23/24–79). John Gerard (1545–1612) beschreibt in *The Herball, or Generall Historie of Plantes"* Borretsch so: *Heute tun die Menschen die Blüten in den Salat, um sich fröhlich zu stimmen und die Laune zu verbessern.* Und weiter: *Sirup aus Borretschblüten ist gut für das Herz, lässt die Melancholie vergehen und beruhigt die Verrückten.*

Ob diese Wirkung wirklich erreicht wird, muss bezweifelt werden, zumal die potenzielle Giftigkeit der Pflanze zu Vorsicht raten lässt.

Vielleicht verdankt Borretsch seinen guten Ruf den herrlich blauen Blüten (Blauhimmelstern). Andere volkstümliche Namen sind z. B.: Gegenfraßbleaml, Herzblumen, Herzfreud, Liebäuglein, Wohlgemuth, Wohlmutsblumen. Als Gurkenkraut wird die Pflanze bezeichnet, weil sie dem Geschmack einer Gurke ähnelt und gern in einem gemeinsamen Salat angerichtet wird.

Dem Borretsch ist es wie vielen anderen Kräutern ergangen, die – zur Hochzeit der vor allen in den Klöstern betriebenen Heilkunst weit verbreitet und sicherlich auch mit allerlei Hokuspokus behaftet waren – in der Zeit der Aufklärung an Bedeutung verloren haben. Wie es scheint, schlägt das Pendel seit einigen Jahren wieder zur anderen Seite aus. Die bemerkenswerten Erfolge der Medizin in den vergangenen beiden Jahrhunderten wurden zu einseitig favorisiert, was gelegentlich zu einem nur anderen, aber nicht immer gerechtfertigten Aberglauben führte. Die enorme Fülle an Pillen und Tabletten der Pharmaindustrie haben uns vergessen lassen, dass man einen einfachen

Schnupfen mit Tinkturen und Teen aus der Natur ebenso, in jedem Falle aber preiswerter behandeln kann.

Sinnvoll dosiert helfen Borretschblüten, -kraut und Borretschsamenöl gegen Verschleimung der Atemwege, gegen Durchfall, klimakterische Beschwerden und sie dienen der Blutreinigung.

Auf den Speiseplänen taucht der Borretsch neuerdings mit gutem Grund wieder auf. Die berühmte Grüne Soße, von der Goethe schwärmte, enthält Borretsch. Die Blätter werden wegen ihres herzhaften, erfrischenden Geschmacks unter Salate gemischt oder in Suppen gekocht. Mit den essbaren Blüten kann man Kaltgetränke aromatisieren. Kandiert schmücken sie Süßspeisen. Legt man sie in Essig, wandelt sich die blaue Farbe in ein leuchtendes Rot.

Im Iran bereitet man den nervenberuhigenden Tee *Gole Gaw Zabun* zu. Die Ligurier füllen Ravioli und Pansoti mit Borretsch. Die Briten würzen ihren Likör Pimm's und Gilpin's Westmorland Extra Dry Gin mit Borretsch.

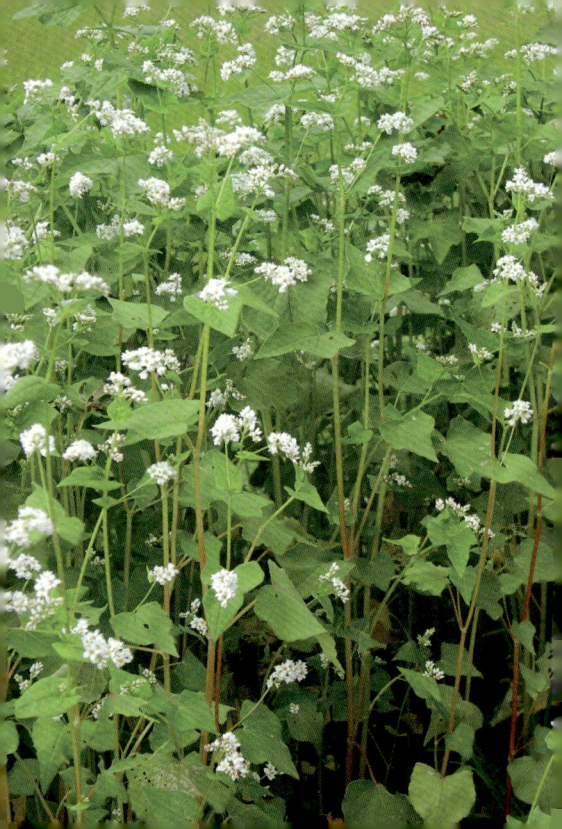

Buchweizen

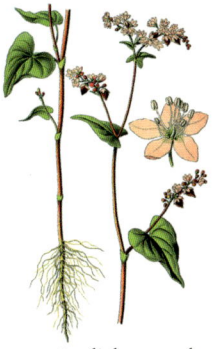

Systematik
Ordnung: Nelkenartige
Familie: Knöterichgewächse
Unterfam.: Polygonoidea
Gattung: Buchweizen
Art: Echter Buchweizen
Wissenschaftlicher Name:
Fagopyrum esculentum

Einjähriges Kraut
Höhe: 15 bis 70 cm
Stiel: grün, später rot
Blütezeit: Juni bis Oktober
Kraut: vor Blüte ernten

Der Buchweizen kommt ursprünglich aus der Mongolei und gelangte im 14. Jahrhundert nach Europa. Nach anderen Quellen soll die Pflanze aber schon seit den Kreuzzügen bekannt gewesen sein. Der Name ist insofern irreführend, als es sich bei der Pflanze weder um Getreide noch Gras handelt. Er bezieht sich auf die Bucheckern ähnliche Form der Samen, die wie Getreide genutzt werden. Als Arzneipflanze mit einem hohen Rutingehalt kennt man Buchweizen erstaunlicherweise erst seit den 1970er-Jahren.

Rutin verbessert die Mikrozirkulation in den Blutgefäßen und verändert die Gefäßwände positiv. Der Bekanntheitsgrad als eine der neuesten Heilpflanzen erhöhte sich, als Buchweizen 1999 zur Arzneipflanze des Jahres gekürt wurde.

Eine 4–8-wöchige Kur mit täglich 2–3 Tassen Buchweizentee aus dem vor der Blüte geernteten Kraut verhindert Durchblutungsstörungen und Krampfadern.

Buchweizen ist in der freien Natur kaum anzutreffen. Er wird gärtnerisch angebaut. Beim Ernten der Blätter ist insofern Vorsicht angeraten, als es zu allergischen Hautreaktionen bei Berührung kommen kann. Der getrocknete Staub sollte möglichst nicht eingeatmet werden, weil er Asthmaanfälle und Entzündung der Nasenschleimhaut hervorrufen kann.

Die Bedeutung des Buchweizens für die menschliche Ernährung war im 17. und 18. Jahrhundert deutlich ausgeprägter. Erst die Kartoffel gewann eine größere Bedeutung. Das Fehlen von Gluten machte den Samen für das Brotbacken ungeeignet.

Häufiger als in unseren mitteleuropäischen Breiten kennt man Buchweizen in der russischen und polnischen Küche (Kascha). In Norditalien wird Buchweizenmehl für die Polenta benötigt. In Frankreich kennt man den *blé noir* (Schwarzer Weizen) als Ausgangsprodukt für die Galettes (Pfannkuchen). Die Niederländer backen Poffertjes (dicke süße Pfannküchlein). Und im fernen Japan gibt es die Soba-Nudeln aus Buchweizen.

In den letzten Jahren hat nicht nur die heilende Wirkung der Pflanze Furore gemacht. Was einst als Armeleute-Essen abgetan wurde, zieht inzwischen auch in den vornehmeren Restaurants ein. Was Theodor Storm abfällig als „türkischen Weizen" bezeichnete, haben moderne Köche wieder entdeckt und veredelt.

chefkoch.de listet über 800 verschiedene Rezepte mit Buchweizen auf. Das beginnt mit Buchweizenpfannkuchen, Blini und Risotto, nennt Buchweizenbrot, Buchweizen-Hirse-Pfanne und und und… Mit Fug und Recht kann man von einer Renaissance des Buchweizens sprechen.

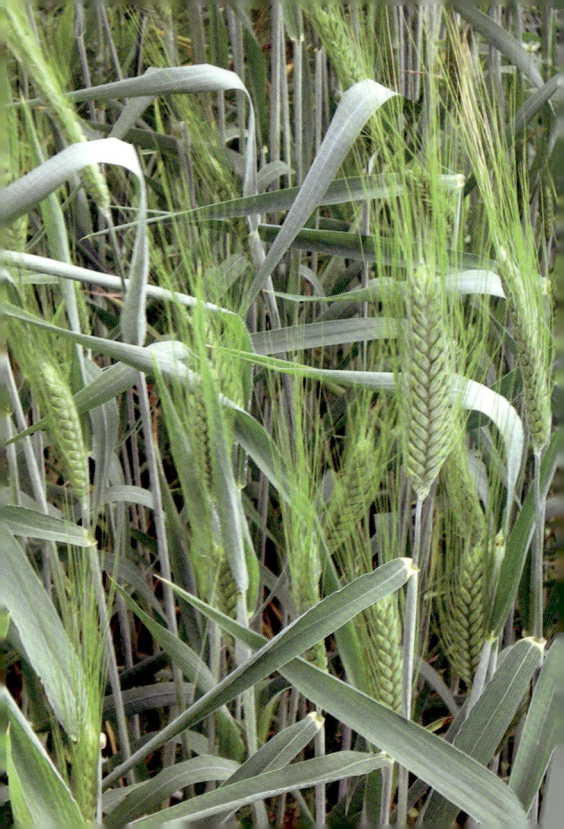

Emmer

Systematik
Ordnung: Süßgrasartige
Familie: Süßgräser
Unterfamilie: Pooideae
Tribus: Triticeae
Gattung: Weizen
Art: Emmer
Wissenschaftlicher Name:
Triticum dicoccum

Winterhartes Getreide
Höhe: bis 150 cm
2 Körner pro Ährchen
Aussaat: September/Oktober
Ernte: August

Emmer gehört seit etwa 10.000 Jahren zu den ältesten kultivierten Getreidearten. Er ist der Vorläufer des heutigen Weizens, der in Ägypten als wichtigster Brotbestandteil bekannt war. Im Römischen Reich erhielt Emmer den Beinamen „Weizen von Rom". Seine Bedeutung ging zugunsten anderer Getreidesorten im Laufe der Jahrhunderte zurück. In den letzten Jahren nahm der Anbau wieder zu. In Nordbayern dient er zum Beispiel als Ausgangsprodukt für das Emmerbier.

39

Weil der Emmer zwei Körner pro Ährchen besitzt, bezeichnet man ihn zur Unterscheidung von Einkorn (*Triticum monococcum*) auch als Zweikorn. Der höheren Ertrag bringende Schwarze Emmer (*Triticum dicoccon var. atratum*) ist durch natürliche Selektion entstanden. Diese Schwazfärbung durch Beta-Carotin schützt das Getreide vorzüglich gegen UV-Strahlen, was mit Blick auf das sich verändernde Klima an Bedeutung gewinnt.

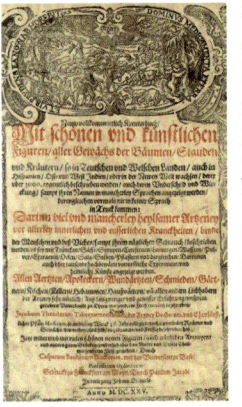

In den Kräuterbüchern des Mittelalters findet Emmer vielfältige Erwähnung. Der deutsche Mediziner und Biologe J. Th. Tabernaemontanus (1522–1590) schreibt in seinem „Neuw-Vollkommentlich Kreuterbuch": *Der Amelkern obgemelter massen bereitet/ wird mit Milch oder guter Fleischbrühen bereitet/ darauß*

macht man gute Gemüß und Brey/ die fütern besser und
geben sehr gute Nahrung also zugericht: Wann man sie
aber allein mit Wasser kochet/ nehren sie viel weniger....
Bezeuget/ hat man den Amelkern erstlich in Wasser gesot-
ten/ darnach im sieden gesotnen Most oder süssen Wein/
oder Weinmeth zugegossen/ und Zürbelnüßlein zuvor in
Wasser geweycht biß sie auffgequollen/ darüber gestrewet.

Aus Amel bzw. Amelkern (althd. Amer) entwickelte
sich das heute gebräuchliche Wort Emmer.

Die Wiederentdeckung des Emmers für unsere
Ernährung hat mit dem feinen Geschmack und
besonders mit dem hohen Eiweiß- und Mineral-
stoffgehalt zu tun. Brot, Brötchen und Pizza von
goldfarbenem Emmermehl haben ein würziges
Aroma. Der reichliche Gehalt an Carotinoiden
ist wichtig für unsere Sehkraft und für die Haut.
Biolandwirte in der Schweiz haben Ende der 90er
Jahre des letzten Jahrhunderts damit begonnen,
Emmer wieder auf großen Flächen anzubauen,
um Pasta, Emmerbrot, Schwarzbier und Emmer-
brand produzieren zu können.

Linke Seite: Titel des Neuw-Vollkommentlich Kreuterbuch, Ausgabe von 1625.

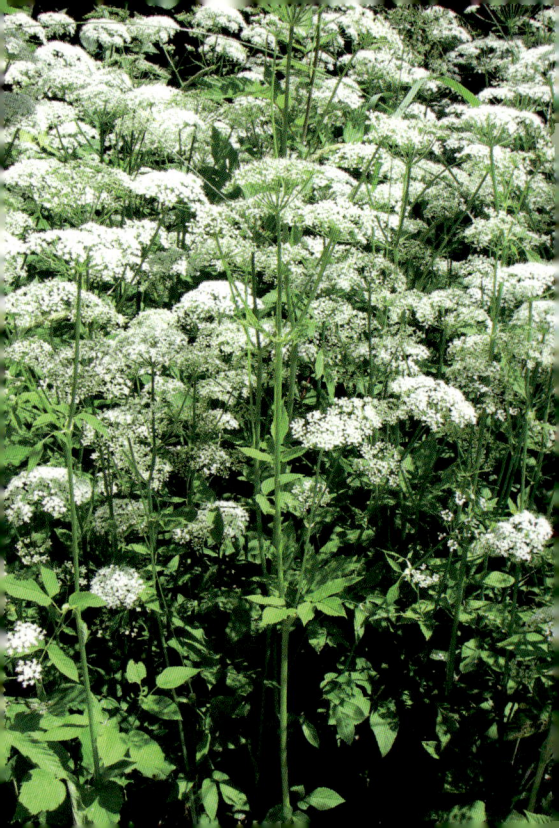

Giersch

Systematik
Ordnung: Doldenblütlerartige
Familie: Doldenblütler
Unterfamilie: Apioideae
Gattung: Giersch
Art: Gewöhnlicher Giersch
Wissenschaftlicher Name:
Aegopodium podagraria

Krautige Pflanze
Höhe: 30 bis 100 cm
Sammelzeit: März bis Oktober
Blütezeit: Juni/Juli

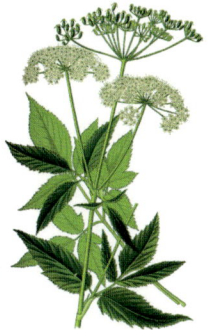

Giersch kommt vermutlich von gierig, weil er sich gierig im Garten ausbreitet: Alles meins! Das Grimmsche Wörterbuch verweist jedenfalls darauf. Die Beifügung *podagraria* im wissenschaftlichen Namen deutet auf die einstige Verwendung als Heilpflanze. Der Doldenblütler wurde in der Volksmedizin zur Behandlung von Podagra (daher Podagrakraut) oder gegen das Zipperlein (Zipperleinskraut) eingesetzt. Zipperlein ist ein alter Name für Gicht. Weil dafür bisher keine wissenschaftliche Erklärung gefunden wurde, ist Giersch in jüngeren Arzneibüchern nicht vertreten, wohl aber bei Hildegard von Bingen: *Wiewol der Giersch (Geyßfuß) ein veracht unnd unachtsam Kraut ist, so hat es doch auch seinen gebrauch in der Artzeney uberkommen und wird insonderheit höchlich gelobt zu dem Zipperlein (Gicht), Gliedsucht und Hüfftwehe. Deßgleichen zu den faulen Fiebern in Wein gesotten unnd morgens und abendts darvon getruncken oder sonst zun Geträncken gebraucht.*

Giersch enthält wertvolle Inhaltsstoffe: ätherische Öle, Mineralstoffe, auch Proteine, Beta-Karotin, Vitamin A-Retinol, Vitamin C, Kalium und Eisen, was die Pflanze für eine entschlackende und blutreinigenden Frühjahrskur interessant macht.

Sammelzeit sind die Monate März bis Oktober. **Aber Vorsicht, die Pflanze kann leicht mit dem giftigen Schierling verwechselt werden.** Man achte auf den dreieckigen Blattsiel und den petersilienartigen Geruch.

Man nennt das Wildgemüse auch Geißfuß wegen der einem Ziegenfuß ähnelnden Kronblätter. Der wissenschaftliche Name *Aegopodium* bezieht sich ebenfalls darauf: gr. *aigeos* = Ziege, *podos* = Fuß. Wegen dieser Ähnlichkeit folgerte man laut Signaturlehre des Paracelsus, dass die Pflanze für die Behandlung der Füße geeignet sei.

Wenn auch die Bedeutung von Giersch als Heilpflanze zurückgegangen ist, wird er für unsere Ernährung neuerdings wieder interessant und erfreut sich in der Wildküche zunehmender Beliebtheit.

Die Blätter schmecken etwa wie Petersilie. Man gibt sie zerkleinert in Salate, Kräuterquark und Kräuterbutter, in Dips und Suppen; gern wird Giersch auch mit Brennnesselblättern verarbeitet. Selbst für die Blüten haben findige Köche eine Anwendung bei sommerlichen Kräuterlimonaden gefunden.

Giersch – ein Unkraut? Da dürfte ein Umdenken eingesetzt haben. Und noch eine Anwendung macht die Pflanze interessant, zumal sie weit verbreitet und fast überall zu finden ist: Wurde man von einem Insekt gestochen, zerquetsche man Gierschblätter und verreibe den Brei auf der Wunde. Der Juckreiz lässt schnell nach.

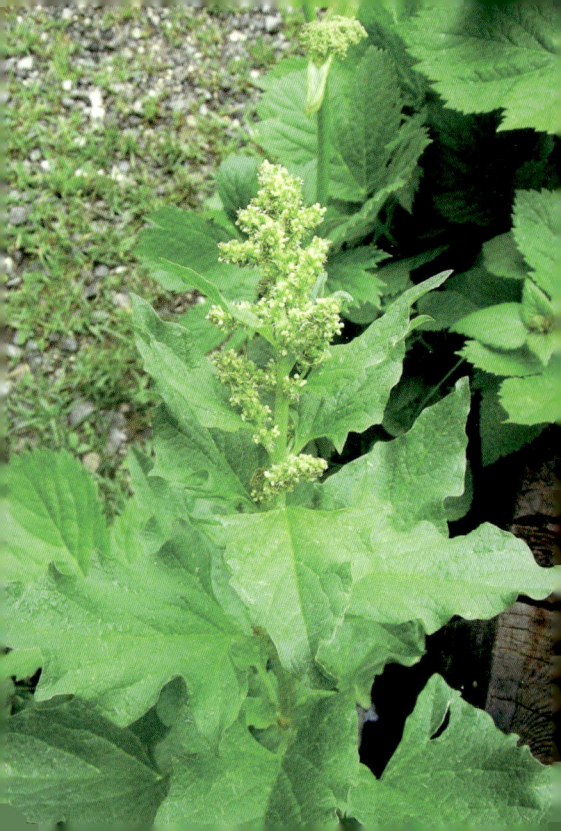

Guter Heinrich

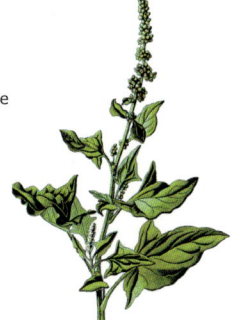

Systematik
Ordnung: Nelkenartige
Familie: Fuchsschwanzgewächse
Unterfamilie: Chenopodioideae
Tribus: Anserineae
Gattung: Blitum
Art: Guter Heinrich
Wissenschaftlicher Name:
Blitum bonus-henricus

Krautige Pflanze
Höhe: 10 bis 80 cm
Blütezeit: April bis Oktober

Der gute Heinrich. Wer denkt da an eine Heil- und Gemüsepflanze? Ja, Goethes „Faust" („Heinrich, mir graut vor dir!") oder das Grimmsche Märchen vom Froschkönig („Heinrich, Heinrich, der Wagen bricht!"). Vielleicht noch Gottfried Kellers Roman vom grünen Heinrich. Aber eine Pflanze?

Für die ungewöhnliche Benennung finden sich zwei mögliche Erklärung. Er könnte sich auf die mittelhochdeutsche Verserzählung Hartmanns von der Aue (um 1200) über den aussätzigen armen Heinrich beziehen. Oder er ist abgeleitet von der althochdeutschen Form des Vornamens Heinrich, also Heimrich in der Bedeutung *Heim* gleich *Hofstatt* und *rich* für *gut essbar*.

Dass die Pflanze weit verbreitet und sowohl im Gemüsegarten als auch in der Volksmedizin einen gewichtigen Platz einnahm, belegen zahlreiche Trivialnamen: Allgut, Gänsefuß, Heilkraut, Heinerle, Hundsmelde, Lämmerohren, Schmieriger Mangold, Schmerbel oder Wäld Spinet.

Im Leben unserer Vorfahren spielten Geister, Dämonen, Hexen und Kobolde eine große Rolle. Von den Kobolden glaubte man zum Beispiel, dass sie auf den Blättern des Guten Heinrichs lebten; denn Kobolde hatten Gänsefüßchen und die sahen aus wie die Blätter der Pflanze (daher der Trivialname Gänsefuß).

Hatte sich ein Tier verletzt, bereitete man einen Tee aus den Blättern des Guten Heinrichs und wusch die Wunde damit aus. Aber auch in der Volksmedizin kannte man die Wirkung der Pflanze bei Hautkrankheiten und Wurminfektionen. Die Samen fanden Verwendung als Abführmittel.

Die Blätter haben einen hohen Eisengehalt und sind wertvoll gegen Blutarmut. Hat man sich an Nesseln verbrannt, hilft ein Extrakt als Kompresse.

Es scheint, als ob das Wildgemüse wieder Einzug in unsere heimische Küche findet. Die jungen Blätter des Wildgemüses werden wie Spinat – übrigens ein direkter Nachfahre – zubereitet. Die älteren Blätter schmecken allerdings bitter. Die Triebe kocht man wie Spargel. Die grünen Blüten dünstet man wie Brokkoli. Aus den getrockneten zerstoßenen Wurzeln stellt man auf dem Balkan ein wie Erdnussbutter schmeckendes Konfekt her.

Im vorindustriellen England waren Teile der Pflanze ein preiswertes Essen vor allem der ärmeren Bevölkerungsschichten. Der Gute Heinrich wuchs auf allen Plätzen und Wegen, auf Schutthalden oder Weiden. Leider ist sein Bestand inzwischen bedroht. Die Wiederbesinnung auf den Gebrauch der Pflanze in der Küche und bei verschiedenen Krankheiten kann helfen, ihn vor der roten Liste bedrohter Pflanzen zu bewahren.

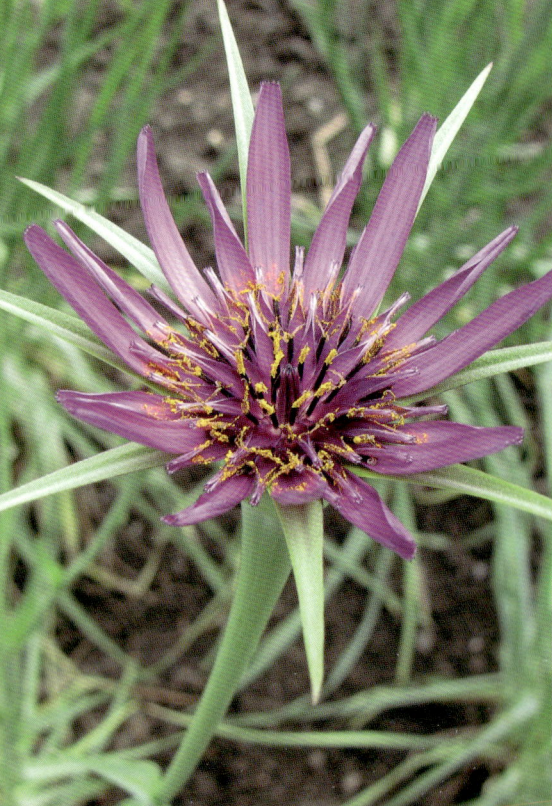

Haferwurzel

Systematik
Ordnung: Asternartige
Familie: Korbblütler
Unterfamilie: Cichorioideae
Gattung: Bocksbärte
Art: Haferwurzel
Wissenschaftlicher Name:
Tragopogon porrifolius

Krautige Pflanze
Höhe: 60 bis 120 cm
Pfahlwurzel: bis 30 cm
Sammelzeit:
Frühjahr (Triebe, Blüten),
Herbst (Wurzeln)

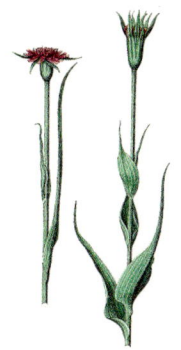

Seit der Antike bis ins Mittelalter war die Haferwurzel ein bekanntes und beliebtes Gemüse. Man kennt die Pflanze auch als Austernpflanze, (Lauchblättriger oder Purpur-) Bocksbart, Hafermaukel, Habermark, Markwurz, Milchwurz oder Weißwurzel.

Der griechische Arzt Dioskurides empfahl sie zur Kräftigung von Leber und Galle. Plinius d. Ä. und Theophrast priesen ihre heilende Wirkung. Albertus Magnus (um 1200 – 1228), der sie *oculi*

51

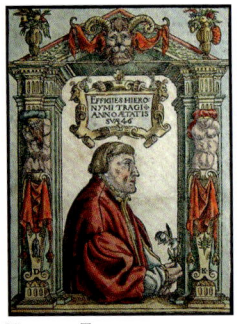

Hieronymus Tragus
(Jerome Bock). David Kandel (1546)

porci (Schweineaugen) nannte, und Hieronymus Bock (1498–1554) widmeten ihr ausführliche Beschreibungen. Dennoch geriet die Haferwurzel, verdrängt von der Schwarzwurzel, in Vergessenheit. Erst in jüngster Zeit besinnt man sich vor allem in den Bio-Läden des schmackhaften Gemüses. Und dabei geht es nicht nur um die Wurzel. Die Haferwurzel gilt als harntreibend, krampflösend und durch den Schleim als lindernd. Traditionell gebraucht man sie in der Volksmedizin bei Leberschwäche, Gallenleiden, Bluthochdruck, Blasenerkrankungen, Verstopfungen und Arteriosklerose. Allerdings liegen dazu keine gesicherten medizinischen Erkenntnisse vor. Tee aus Wurzeln und Kraut wird in der Literatur nur bedingt angezeigt.

Aus den frischen Trieben, roh oder gekocht, lassen sich wohlschmeckende Gemüse und herzhafte Salate zubereiten. Weil die Wurzeln einen milchigen Saft enthalten (ähnlich wie die Schwarzwurzel), der die Hände rot-braun färbt, wird empfohlen, entweder Küchenhandschuhe bei der Zubereitung zu tragen oder die Wurzeln gut geputzt, aber ungeschält zu kochen.

Die Blütenstängel bereitet man wie Spargel zu. Die Blüten mischt man unter Salate. Aus dem Samen lassen sich Sprossen ziehen.

Es ist wirklich verwunderlich, dass die Haferwurzel über eine so lange Zeit nahezu in Vergessenheit geraten ist. Diabetikern ist der Verzehr besonders zu empfehlen, weil der Inhaltsstoff Inulin eine Art Stärkeersatz ist, der den Blutzuckerspiegel nicht beeinträchtigt.

In England, wo die Haferwurzel ihre größten Anbaugebiete hat, ist sie häufiger in den einschlägigen Geschäften zu finden. Man kennt sie wegen des besonderen Geschmacks unter der Bezeichnung *vegetable oyster* (Gemüse-Auster).

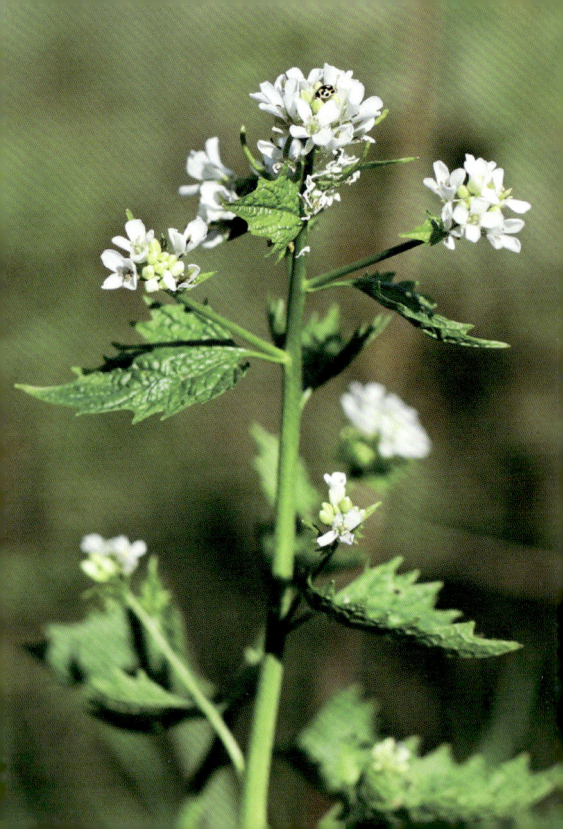

Knoblauchsrauke

Systematik
Ordnung: Kreuzblütlerartige
Familie: Kreuzblütler
Tribus Thlaspideae
Gattung: Alliaria
Art: Knoblauchsrauke
Wissenschaftlicher Name:
Alliaria petiolata

Mehrjähr. krautige Pflanze
Höhe: 20 bis 100 cm
Pfahlwurzel: bis 30 cm
Blütezeitzeit:
April – Juli

Im Mittelalter war die Knoblauchsrauke wegen ihres pfeffrig-knoblauchartigen Geschmacks als Würzpflanze, ähnlich dem Bärlauch, vor allem in den ärmeren Bevölkerungsschichten bekannt, und wie dieser fast in Vergessenheit geraten, als preisgünstige Gewürze auf den Märkten erschienen. In Vergessenheit geraten war auch ihre heilende Wirkung (antiseptisch, schleimlösend, harntreibend). Aus den Blättern bereitete man einen Breiumschlag gegen Insektenstiche und Wurmerkrankungen.

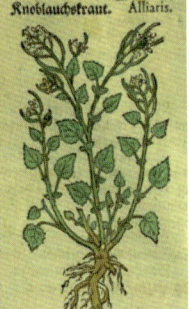

Knoblauchsrauke im Kräuterbuch von Matthioli (Mitte des 16. Jahrhunderts)

Pietro Andrea Matthioli (1501–1577) empfahl zerriebene Blätter der Knoblauchsrauke mit Salz, Essig und Ingwer zu einer Salbe verarbeitet gegen Seitenstechen und Hüftschmerzen. Als Tee sollten die Blätter gegen Kurzatmitkeit helfen. Äußerlich angewendet sollte die Pflanze bei Fallsucht (Epilepsie), Schlafsucht und als Frauenkraut helfen. Die Knoblauchsrauke gewinnt wieder Bedeutung als Beigabe in Form kleingeschnittener Blätter für Salatsoßen und Quark- oder Frischkäsemischungen oder für die Zubereitung von Kräuterbutter. Für Knoblauchsraukenpesto werden 100 Gramm Blätter, ein aromatischer Hartkäse, Pinienkerne oder Walnüsse sowie Olivenöl und Salz benötigt. Die Zutaten werden mit einem Mörser zu einer gleichmäßigen Paste zerkleinert.

Beim Kochen geht der Geschmack verloren. Deshalb werden die Blätter erst nach dem Kochen an die Speisen und Suppen gegeben.

Gegenüber dem Bärlauch hat die Knoblauchsrauke den Vorzug, weniger scharf zu schmecken – und vor allem keinen Mundgeruch zu hinterlassen.

Verwendung finden auch die geschmacksintensiven Blüten bei der Zubereitung von salzigen Sorbets und als Dekoration für Salate.

Ebenfalls verwenden lassen sich die schwarzen Samen. Sie haben einen scharfen Geschmack wie Pfeffer. Aus den Samen, Essig und Salz bereitet man in einem Mörser eine streichfähige Masse.

Die Wurzel kann nur im ersten Jahr verwendet werden. Sie wird geraspelt wie Meerrettich und kann zu geräuchertem Fisch gereicht werden.

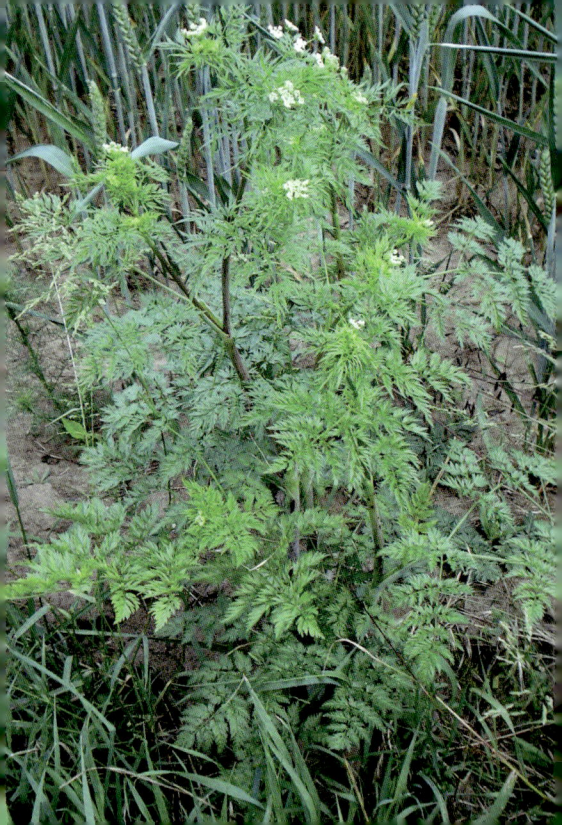

Knolliger Kälberkropf

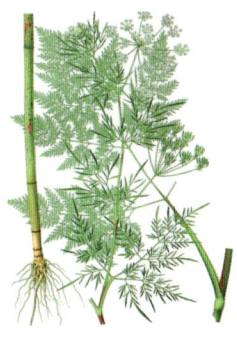

Systematik
Familie: Doldenblütler
Unterfamilie: Apioideae
Tribus: Scandiceae
Gattung: Kälberkröpfe
Art: Knolliger Kälberkropf
Wissenschaftlicher Name:
Chaerophyllum bulbosum

2-jähr. krautige Pflanze
Höhe: 80 bis 200 cm
Wurzel: 1,5 bis 10 cm
Blüte: (ab 2. Jahr) Juli bis
   August
Wurzel: kegelig/kugelig, bis 10 cm

Das ist nun wirklich kein besonders schöner Name für eine Pflanze, zumal sie auch für die heimische Küche wiederentdeckt und empfohlen wurde. Da klingen die Trivialnamen wesentlich freundlicher: Kerbelrübe, Knollenkerbel, Rübenkerbel, Knolliger Kerbel oder Erdkastanie. Die – nennen wir sie freundlicher – Kerbelrübe wird von Feinschmeckern als „Kaviar der Vegetarier" sehr geschätzt. Ursprünglich stammt die Pflanze aus Mittel- und

Südeuropa. Mönche haben sie im Mittelalter in unsere Breiten gebracht. Der deutsche Arzt und Botaniker Tabernaemontanus (1522–1590) gab ihr die Bezeichnung Nappen- oder Myrrhenkörfel. Weil Blätter und Stängel dem Gefleckten Schierling ähnlich sehen, warnte er vor einer möglichen Verwechslung.

Im 16. Jahrhundert, als die Kartoffel in Europa noch nicht bekannt war, sind es die Finnen gewesen, die den Knolligen Kälberkropf wegen der stärkehaltigen Wurzeln anbauten und auch die jungen Triebe als Beigabe zu Salaten und Suppen schätzten.

Allmählich verbreitete sich die Pflanze über ganz Europa. Als 1862 bei Kartoffeln die Kraut- und Knollenfäule schwere Schäden unter den Beständen angerichtet hatte, besann man sich besonders in Frankreich auf die schmackhafte Wurzel, aber auch auf das Kraut der Kerbelrübe.

Weniger bekannt war sie in Deutschland, wo sie kaum noch angebaut wurde. Erst Ende des vergangenen Jahrhunderts haben sich Züchter mit der Pflanze wegen des hohen Stärkegehalts und besonders wegen des vorzüglichen Aromas wieder mit ihr beschäftigt. Der leicht nach Maronen (daher Erdkastanie) schmeckende Kälberkropf gilt in ausgesuchten Restaurants als besondere Rarität – und ist entsprechend teuer.

Den wissenschaftlichen Namen verdankt die Pflanze eben diesem aromatischen Geschmack und dem satten Grün (*phyllos*) ihrer Blätter. Das griechische *charein* bedeutet Freude.

Wenige Wochen nach Einzug der Blätter Ende des Herbstes bildet die Wurzel ihr besonderes Aroma aus, deshalb schmeckt sie von Dezember bis März am besten. Gefrorene Wurzeln erinnern im Geschmack an Haselnuss.

Man kann die größeren Exemplare zubereiten wie Teltower Rübchen. Es genügt, die Wurzel gründlich zu säubern. Man kann sie auch wie Frühkartoffeln schmoren und als Beilage servieren. Die kleineren nimmt man für Suppen und Ragouts. Die Blätter gibt man in Suppen oder verarbeitet sie ähnlich wie Spinat.

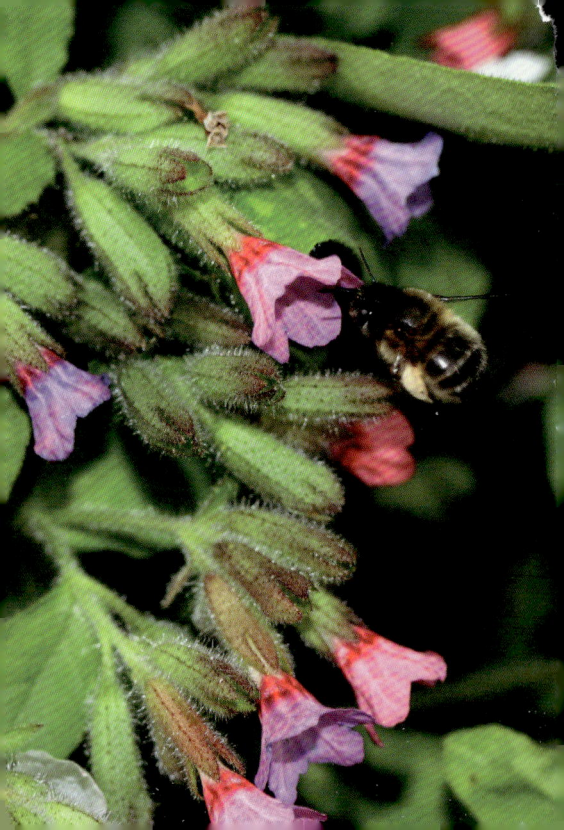

Echtes Lungenkraut

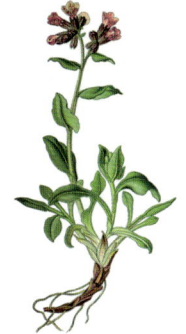

Systematik
Ordnung: Lippenblütlerartige
Familie: Raublattgewächse
Unterfamilie: Boraginoideae
Tribus: Boragineae
Gattung: Lungenkräuter
Art: Echtes Lungenkraut
Wissenschaftlicher Name:
Pulmonaria officinalis

Ausdauernde krautige Pflanze
Höhe: bis 20 cm
Sammelzeit: Mai/Juni
Blütezeit: März bis Mai

Der Name sagt es schon: Lungenkraut (lat. *pulmo* für Lunge) muss eine heilende Wirkung bei Erkrankungen der Lunge haben. Und wenn man in den alten Kräuterbüchern nachschlägt, findet man zum Beispiel bei Camerarius (1500–1574) *Diß Kraut iß bey vielen in Beruff kommen, es heyle die Geschwäre an der Brust. Ich habs zwar versucht im Blutspeyen, und treffenliche hilff befunden. Habs aber lassen in Wasser sieden, mit Rosenzucker abbereiten, und die Brühe den Krancken zu trincken, allwegen frühe darreichen.*

Der Anwendungsbereich umfasst aber nicht nur Bronchitis, Katarrh der oberen Atemwege, Erkältung, Halsschmerzen, Heiserkeit und Halsentzündung. Verschiedene Trivialnamen weisen auch auf andere Erkrankungen hin: Hosenschiffern oder Schlotterhose werden regional gebraucht, weil man dank der Inhaltsstoffe (Fructane, Schleimpolysaccharide, Kieselsäure, Gerbstoffe, Flavonoide) auch Durchfall, Darmentzündungen, Hämorrhoiden und besonders Blasenentzündungen mit der Droge behandelt hat.

Die Beifügung *officinalis* zeigt an, dass Lungenkraut in den Apotheken geführt werden musste. Allerdings ist das erst im Mittelalter geschehen. Die Griechen kannten die Pflanze noch nicht. Erst Hildegard von Bingen und Mattioli haben sie in ihren Kräuterbüchern geführt. Letzterer schrieb: *heyle die Geschwür in der Brust*. Der Boom hielt aber nicht lange an. Das Kraut geriet in Vergessenheit. Erst seit einigen Jahren wird Lungenkraut wieder angewendet, wenngleich nicht in der Phytotherapie, wohl aber in der Volksheilkunde.

Tiere haben ein besonderes Gespür, welche Pflanze ihnen bei Erkrankungen hilft. Der deftige Trivialname Hirschkotz ist dafür ein drastischer Beleg. Hirschmangold oder Hirschkohl sind weitere, weniger derbe Namen.

In den letzten Jahren hat man Lungenkraut auch wieder für die menschliche Ernährung entdeckt. Die Blätter werden für Salate und in Suppen verwendet.

In die Gründonnerstagsuppe (Neun-Kräutersuppe) gibt man verschiedene Wildkräuterblüten, u. a. die des Lungenkrauts. Auch eine Bruschetta von Wildkräutern erhält dadurch eine besondere Würze. Und neben zahlreichen Frühblühern gehören ihre Blüten und frischen Blätter in eine Kräuterbutter.

Im bayerischen Wald bereitete man ein Lungenbier. Ein Esslöffel getrocknetes Lungenkraut wurde in ein halbes Maß Bier gegeben und auf dem Ofen fast bis zum Kochen gebracht. Nach dem Erkalten wurde der Sud abgegossen und kühl aufbewahrt. Bei Husten und Heiserkeit gab es pro Tag jeweils einen Esslöffel des Lungenbiers.

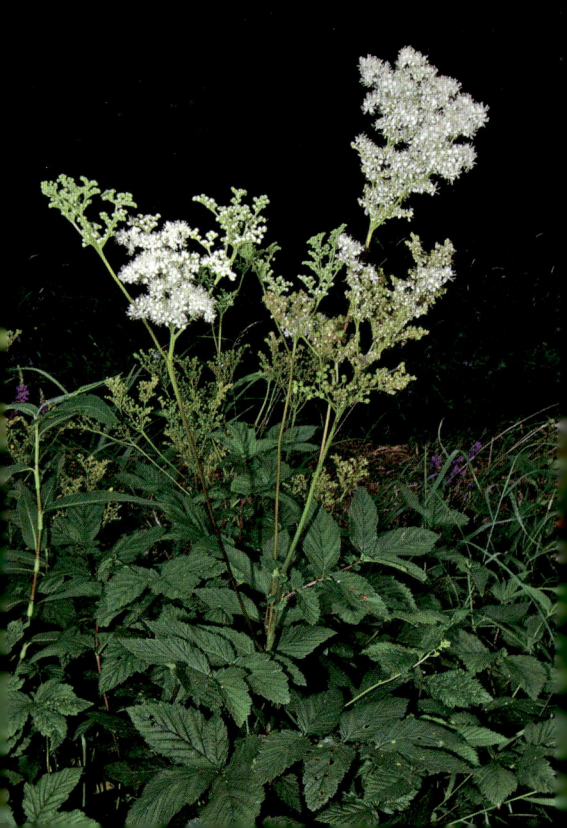

Echtes Mädesüß

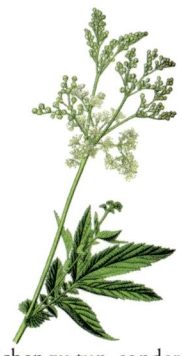

Systematik
Ordnung: Rosenartige
Familie: Rosengewächse
Unterfamilie: Rosoidea
Gattung: Mädesüß
Art: Echtes Mädesüß
Wissenschaftlicher Name:
Filipendula ulmaria

Ausdauernde Staude
Höhe: 150-200 cm
Blüte: Mai–August
Wurzel: Herbst und Frühling

Mädesüß hat nichts mit Mädchen zu tun, sondern mit Met. Die Pflanze diente früher dazu, Met und Weine zu süßen, daher ursprünglich Metsüß. So lautet jedenfalls die häufigste Erklärung. Es findet sich aber auch eine Lesart, die sich auf Mädchen und süß bezieht, weil die Pflanze einen intensiven angenehmen Duft verströmt, weswegen die Blüten in Zimmern oder Liebeslagern verstreut wurden. Die Blüten duften nach Honig und Bittermantel oder Vanille. Sie reinige die Atemluft und verhindere das Wachstum von Keimen. Es heißt,

Königin Elizabeth I haben den süß-herben Geruch sehr gemocht. Dagegen verbreiten die Blätter einen weniger angenehmen Geruch, der an Karbol erinnert, weshalb Mädesüß auch abfällig Wiesenschabe genannt wird. Andere Trivialnamen sind z. B. Beinkraut, (Wiesen-)Geißbart, Spierstaude, Wilder Flieder, Krampfkraut.

Römische Autoren beschreiben Mädesüß als heiliges Kraut der Germanen. Hildegard von Bingen hat die Pflanze kultiviert.

Adam Lonitzer (1528–1586) schrieb in seinem Kräuterbuch: *Dieses Kraut Wurzel ist gut für den Stein, desgleichen denjenigen, die mit Mühe harnen und die Lendensucht haben. Das Pulver der Wurzel dient denjenigen, die einen kalten Magen haben und nicht gut verdauen können. Gegen Asthma nimm das Pulver und Enzian im gleichen Gewicht und gebrauche es in der Speise, es hilft ohne Zweifel.*

Aus den Blütenknospen wurde ein entzündungshemmender Wirkstoff gewonnen, der noch heute als Acetylsalicylsäute gehandelt wird. Weil man das Echte Mädesüß früher den Spiraea zurechnete, wurde die Bezeichnung Aspirin abgeleitet (A = Acetyl, Spirin = Spiraeasäure).

Dennoch fand Mädesüß in den wichtigsten Kräuterbüchern des Mittelalters kaum Erwähnung. Bei Mattioli steht die Pflanze unter der Bezeichnung Roter Steinbrech. Er hat sie als Heilmittel bei Fallsucht, Beschwerden des Harnflusses und bei Husten empfohlen.

Die Pflanze, aus der man einen wohlschmeckenden Tee bereiten kann, findet auch in der Küche Anwendung, wenn auch weniger in der deutschen. In Frankreich und Wallonien taucht man die Blüten in Flüssigkeit, an die sie ihren herb-süßen Geschmacksstoffe abgeben. Mädesorbet hilft gegen Sodbrennen und wird deshalb gern als Zwischengang oder zum Abschluss serviert. Ungeschlagene Sahne nimmt den Geschmack an, wenn über Nacht die Blüten in ihr ziehen konnten. Auch Wein wird manchmal mit den Blüten aromatisiert, wenn er entweder schon zu alt oder geschmacklich zu flach ist.

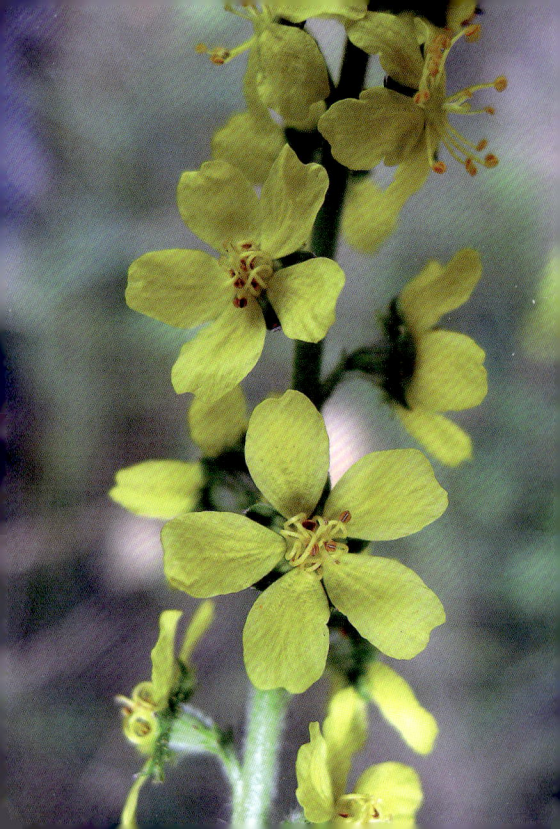

Gemeiner Odermennig

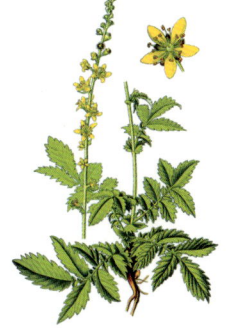

Systematik
Ordnung: Rosenartige
Familie: Rosengewächse
Unterfamilie: Rosoideae
Tribus: Sanguisorbeae
Gattung: Odermennige
Art: Gemeiner Odermennig
Wissenschaftlicher Name:
Agrimonia eupatoria

Ausd. krautige Pflanze
Höhe: 15-150 (bis 200) cm
Sammelzeit: Mai-Juni
Blüte: Juni-September

Der Gattungsame *Agrimonia* bedeutet Feldbewohner und verweist auf den Standort der wild wachsenden Pflanze. Deutsche Trivialnamen sind entsprechend der Anwendung der Heilpflanze: Brustwurz, Leberklee, Leberklette, Milzblüte. Andere Bezeichnungen sind z. B. Fünffingerkraut, Klettenkraut, Königskraut. Mit Bezug auf die Häufigkeit des Standortes werden viele Namen mit „Acker-" gebildet: Ackerkrut, Ackermeng, Ackerwurz u. ä.

Das Wort Odermennig ist eine Entstellung des lat. *Agrimonia* über das mhd. *agramuni*.

71

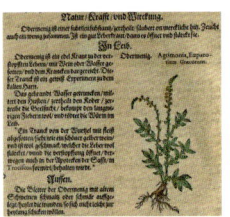

Odermennig ist ein edel Kraut zu der verstopfften Leber / mit Wein oder Wasser gesotten / und dem Krancken dargereicht. Dieser Tranck ist ein gewiß Experiment zu dem kalten Harn. Das gebrannt Wasser getruncken / mildert den Husten / zerteilt den Koder / zertreibt die Gelbsucht / bekompt den langwirigen Fibern wol / und tödtet die Würmer im Leib.

Aus dem Kräuterbuch von Pietro
Andrea Mattioli

Der Odermennig ist als Heilpflanze in der Neuzeit zu Unrecht in Vergessenheit geraten. Er spielte in der Volksmedizin dank seiner Inhaltsstoffe wie Gerbstoffe, Triterpene, ätherisches Öl, Kieselsäure, Schleimstoffe und Flavonoide eine wichtige Rolle. Ein Tee von dessen Kraut gebrüht wurde u. a. angewendet bei Appetitlosigkeit, Durchfall, Galle- und Leberleiden, Magen- und Darmproblemen, Blasen- und Nierenleiden, Entzündung des Zahnfleisches, Rheuma oder Fieber. Das Kraut wird häufig in verschiedenen Teemischungen verwendet. Die heilende Wirkung des Tees bei Erkrankungen des Mund- und Rachenraums brachte dem Odermennig die Bezeichnung Sängerkraut ein.

Der Artname *eupatoria* geht zurück auf den griechischen Heerführer Mithridates (120–63 v. Chr.), der den Beinamen *Eupator* (Sohn eines guten Vaters) trug. Er war des Lobes voll über die heilende Wirkung der Pflanze. Aber er war nicht der Einzige. Dioskurides (*Die Blätter, mit altem Schweinefett fein gestoßen und aufgelegt, heilen schwer vernarbende Geschwüre*) und Plinius d. Ä. beschrieben die Wirkung der Pflanze ausführlich. Die Bedeutung wird auch dadurch erhellt, dass die Griechen sie Pallas Athene, der Göttin der Weisheit, der Strategie und des Kampfes geweiht haben.

Verschiedene mittelalterliche Autoren wie Mattioli (siehe linke Seite) oder Leonhart Fuchs beschrieben die Anwendung von Odermennig. Hildegard von Bingen empfahl Odermennigpillen, die der von Geisteskrankheit Befallene in Pelz gehüllt, aber nicht durch Feuer erwärmt, vor Sonnenaufgang einnehmen sollte *und darauf im Schatten spazieren, bis er die Wirkung spürt*.

In der Küche ist Odermennig wegen seiner Bitterstoffe nur als Beigabe in Salaten zu empfehlen.

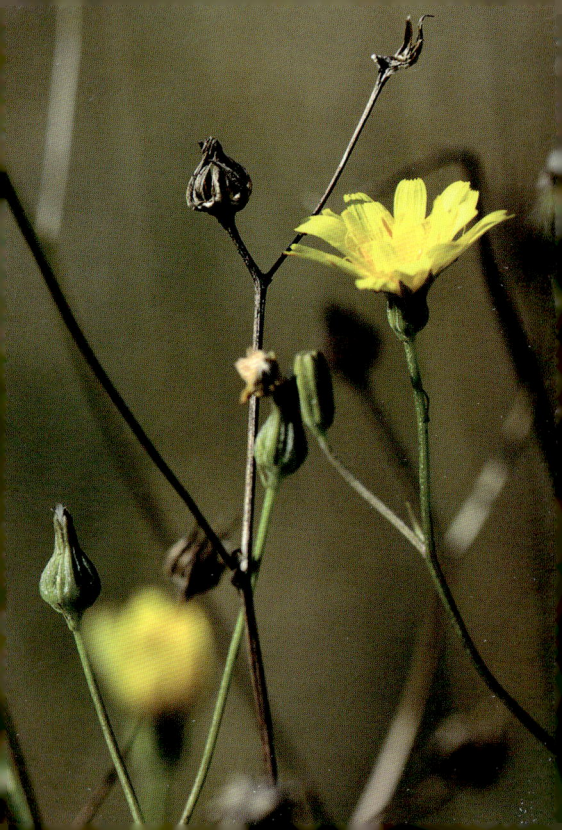

Gewöhnlicher Rainkohl

Systematik
Ordnung: Asternartige
Familie: Korbblütler
Unterfamilie: Cichorioideae
Tribus: Cichorieae
Gattung: Lapsana
Art: Gemeiner Rainkohl
Wissenschaftlicher Name:
Lapsana communis

Krautige Pflanze
Höhe: 30 bis 100 cm
Milchsaftführende Rosettenpflanze
Sammelzeit der Blätter:
April bis Juni
Blütezeit: Juni bis September

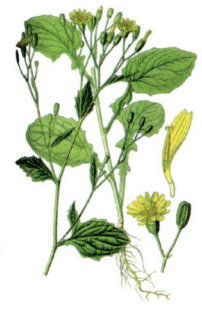

Der in Eurasien und inzwischen auch in Nordamerika heimische Rainkohl ist ein Kulturbegleiter seit der jüngeren Steinzeit und damit eine alte Nahrungs- und Heilpflanze. Er wurzelt bis zu 35 cm tief.

Man findet ihn auf nährstoff- und stickstoffreichen, humosen, Lehmböden; häufig in Gebüschen oder an Wegrändern. Er ist eine beliebte Futterpflanze für Kaninchen und Hasen. Rainkohl enthält einen dem Löwenzahn ähnlichen

Milchsaft von etwas kräftig bitteren Geschmack. Die jungen Blätter können roh verzehrt werden und eignen sich gut als Ergänzung in einem frischen Salat.

Rainkohl wirkt beruhigend auf Haut und Schleimhäute. Mit dem Milchsaft kann man die Heilung von Wunden und Schrunden beschleunigen. Dafür bereitet man einen Umschlag aus frischen, kleingehackten Blättern. Der ausgepresste flüssige Extrakt senkt den Blutzuckergehalte.

In den letzten Jahren wiederentdeckt findet Rainkohl, vorsichtig dosiert, wegen seines leicht bitteren Geschmacks Verwendung in der Küche. Die vor allem in den Monaten April bis Mai geernteten frischen Blätter – ab Juni nimmt der bittere Geschmack zu und die Blätter werden faserig – würzen rohe und gekochte Speisen. Man kann damit verschiedene Salate (Blatt-, Kartoffel- oder Nudelsalat) zubereiten. Eierspeisen wie Omeletts, aber auch Spinat und Reisgerichte, sowie Suppen und Soßen bekommen durch Rainkohl eine besondere Note.

Die jungen Triebe ergeben einen wohlschmeckenden Salat. Mit den kleinen gelben Blütenkörbchen, die nur bei sonnigem Wetter zur Mittagszeit geöffnet sind, können Speisen effektvoll dekoriert werden.

Zur Zubereitung eines Smoothies benötigt man 12 Rainkohlstengel, eine Handvoll Sommerportulak, 1/4 Gurke mit Schale, 1 Birne, 1 geschälte Kiwi, etwas Kardamom, sowie Wasser oder Eiswürfel nach Geschmack.

Auch in der deutschen Literatur hat der Rainkohl seinen Platz gefunden. Bei Jean Paul lesen wir in seinen „Blumen-, Frucht- und Dornenstücke": „Um 10, 11 Uhr reißen sich Hofdamen und der ganze Kammerherrenstab und der Rainkohl und der Alpenpippau und der Vorleser der Fürstin aus dem Morgenschlafe, und das ganze Schloß bricht sich, weil die Morgensonne so schön vom hohen Himmel durch die bunte Seide glimmt, heute etwas Schlummer ab – Um 12 Uhr hat der Fürst, um 1 Uhr seine Frau und die Nelke in ihrer Blumen-Urne die Augen offen."

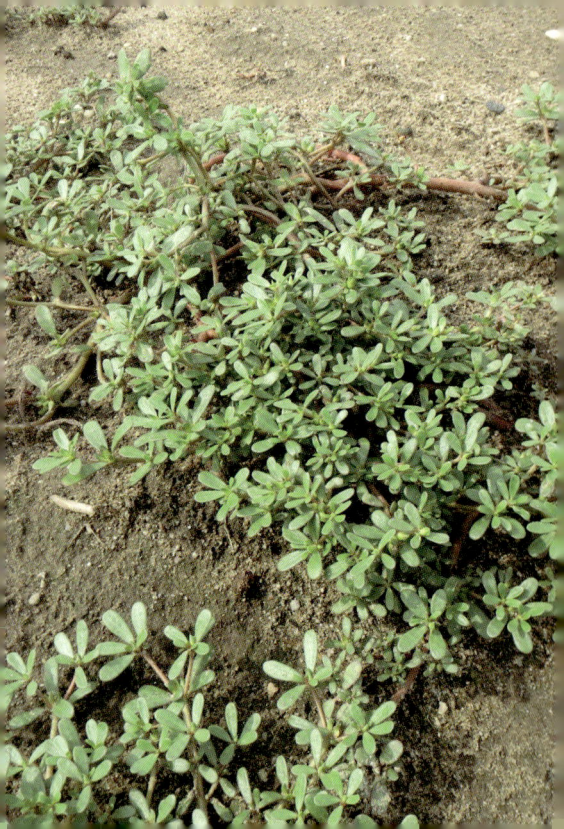

Sommer-/Gemüse-portulak

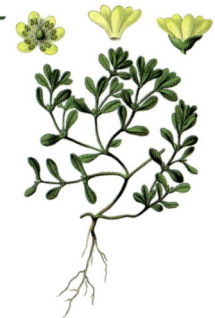

Systematik
Ordnung: Nelkenartige
Familie: Portulakgewächse
Gattung: Portulak
Art: Portulak
Wissenschaftlicher Name:
Portulaca oleracea

Einjährige krautige Pflanze
Höhe: 10-30 cm
Blüte: Juni-Oktober
Sammelzeit: Sommer

Der Gattungs- und Artname Portulak ist ein deutlicher Hinweis auf die abführende Wirkung der Pflanze. *Portula* bedeutet das (Hinter-)türchen. Von *portula* kommt unser Wort Bürzel. Im Grimmschen Wörterbuch steht: *bürzel, m. portulaca, was borgel, borzel: einer der den pfisel (schnupfen) hat, der schmackt nüt. also dieweil, das du vol fleischlicher begirden steckest, so schmackt dir got nit, weder saur noch süsz, eben als bürzel, ist ein kraut, das schmacket weder saur noch süsz, isset man zum salat.*

Um Verwechslungen zu vermeiden, spricht man von Gemüse- oder Sommerportulak. Der Winterportulak

79

(*Claytonia perfoliata*) gehört in die Familie der Quellkrautgewächse, ist also nicht mit dem Sommerportulak verwandt.

Es ist erstaunlich, dass der Portulak in Deutschland in Vergessenheit geraten ist, obwohl er doch zu den ältesten Heil- und Gemüsepflanzen gehört. Schon um 800 vor Christus wurde er im Heilkräutergarten des babylonischen Königs Merodach-Baladan angebaut. In Athen und in Rom behandelte man mit ihm Kopfschmerzen, Blasen-, Milz- und Magenleiden. Seinen Geschmack wurde als erfrischend und gesund beschrieben.

Der reichliche Gehalt an Vitamin C und Omega-3-Fettsäure hilft gegen Frühjahrsmüdigkeit und vorbeugend gegen Herzerkrankungen.

In Kräuterbüchern des Mittelalters wird die Bedeutung von Portulak hervorgehoben. Tabernaemontanus schrieb 1588 über die Wirkung bei *Sod im Magen*: der *Saft im Mund gehalten machet die wackelhafftigen Zähne wiederum fest stehen*. Das korrespondiert mit der Erfahrung, dass das reichlich vorhandene Vitamine C gegen Skorbut vorbeugend wirkt.

Hildegard von Bingen führte die Pflanze unter der Bezeichnung Burtel. Noch zu Beginn des 20. Jahrhunderts gehörte Gemüseportulak in viele Gärten.

Auch aus anderen Teilen der Welt erfahren wir von der Bedeutung des Krautes für die Gesundheit und die Ernährung. Im Libanon ist er Teil des Fattoush-Brotsalats, in China wird er gemeinsam mit Bohnensprossen frittiert. Die Franzosen lieben ihn in cremigen Suppen. Ganz anders urteilte man in Amerika. Dort nahm man Portulak als Unkraut wahr, das sich in den Maisfeldern und Gurkenbeeten ausbreitete. 1819 lästerte William Cobett (1763–1835): *Ein schelmisches Unkraut, das nur Franzosen oder Schweine fressen – und nur dann, wenn sie nichts anderes bekommen.* Vielleicht hat er aber nur Winterportulak, gelegentlich Postelein genannt, mit Sommerportulak verwechselt, zwei sehr verschiedene Pflanzen.

In jüngster Zeit zeichnet sich eine Entwicklung ab, die die gesundheitlichen und kulinarischen Vorzüge des Sommerportulaks zu würdigen weiß. In Ländern wie Frankreich oder den Niederlanden gilt er seit jeher als vorzügliches Gemüse.

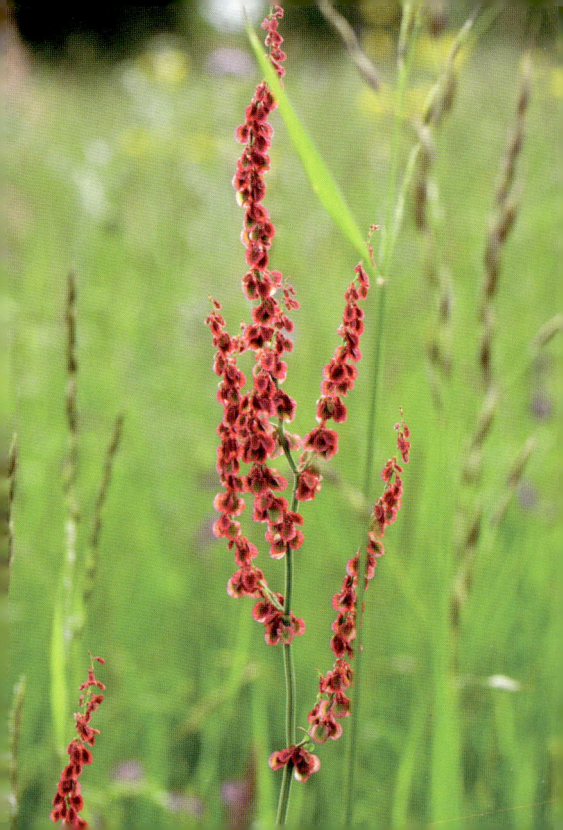

Wiesen-Sauerampfer

Systematik
Ordnung: Nelkenartige
Familie: Knöterichgewächse
Unterfamilie: Polygonoideae
Gattung: Ampfer
Art: Wiesensauerampfer
Wissenschaftlicher Name:
Rumex acetosa

Ausdauernde krautige Pflanze
Höhe: 30–100 cm
Blüte: Mai–August
Verwend. Pflanzenteile: Blätter

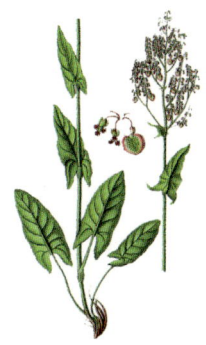

Wollte man sich in jedem Falle auf Hildegard von Bingen verlassen, müsste man den Sauerampfer tunlichst vermeiden. Er tauge weder für die menschliche Ernährung, noch sei er als Arznei zu gebrauchen. Lediglich Ochsen und Schafe könne man damit füttern, weil die einen widerstandsfähigeren Magen besäßen. Die Warnung ist nicht ganz unbegründet. Sauerampfer enthält zwar reichlich Vitamin C, aber auch in größerem Maße Kaliumhydrogenoxalat. Isst man zu viel von dem Kraut, kann das eine Oxalvergiftung zur Folge haben. Vorsicht ist also geboten.

Trotz der wenig schmeichelhaften Meinung der Hildegard von Bingen zählt Sauerampfer zu den beliebten, und in jüngster Zeit auch wieder häufiger genutzten Heil- und Küchenkräutern.

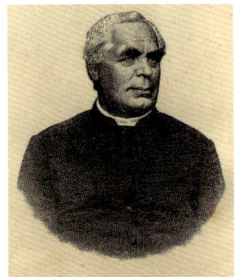

Auch Sebastian Kneipp (1821–1897) empfahl Sauerampfer als nützliches Heilmittel.

Ein „Heilmittel" ganz anderer Art riet die Kirche vor allem Nonnen und Mönchen, indem sie Sauerampfer neben Baldrian, Hopfen, Linsen, Dill und rotem Fingerhut gegen

Sebastian Kneipp (1821–1897)

die *Fleischeslust und unzüchtige Begierde, sündliche Werke und heimliche Buhlerei* empfohlen. Ob der Rat oder die Anwendung wirklich geholfen hat, darf bezweifelt werden.

In der Volksmedizin kennt man zahlreiche Anwendungsbereiche. Sauerampfer soll sowohl abführend als auch appetitanregend wirken, blutreinigend und harntreibend, verdauungsfördernd und menstruationsregulierend.

Das Wort Sauerampfer ist eine Tautologie, also eine Begriffsdoppelung, denn Ampfer, mhd. *ampharo*, bedeutet sauer. Der Gattungsname *Rumex* wiederum bedeutet Ampfer.

Erstaunlich ist, dass es wenig Trivialnamen der weit verbreiteten Pflanze gibt. Man kennt noch Sauergras, Sauerlump (Sachsen) und Blacke (Schweiz).

Die Griechen und Römer kannten Sauerampfer als wirksames Mittel gegen fette Speisen. Auf den britischen Inseln schrieb man der Pflanze fiebersenkende Wirkung zu. Immer wieder wird aber vor übermäßigem Genuss, vor allem bei Kindern, wegen der möglichen Nebenwirkungen gewarnt.

Die frischen Blätter sind ein wichtiger Bestandteil der berühmten Frankfurter Grünen Soße, die Goethe liebte. Als Frühjahrsgemüse unter Salate gemischt oder an Suppen gegeben hat Sauerampfer eine erfrischende Wirkung. Die gekochten Blätter sind, wie Spinat zubereitet, besser genießbar. Beim Sammeln sollte darauf geachtet werden, frische Blätter zu nehmen und Wiesen zu meiden, die stark überdüngt wurden.

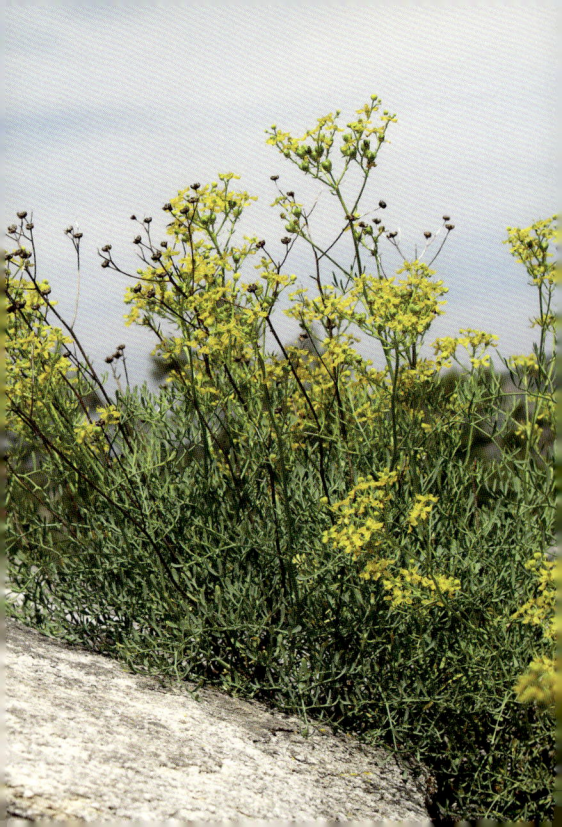

Weinraute

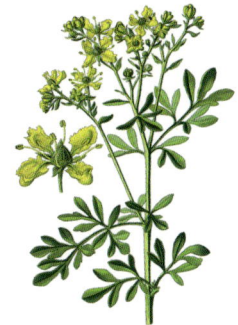

Systematik
Ordnung: Seifenbaumartige
Familie: Rautengewächse
Unterfamilie: Rutoideae
Tribus: Ruteae
Gattung: Rauten
Art: Weinraute
Wissenschaftlicher Name:
Ruta graveolens

Mehrjähriger Halbstrauch
Höhe: bis zu 100 cm
Blüte: Juni bis August
   (od. November)
Sammelzeit: Mai bis Juni

Im Mittelalter zählte die Weinraute zu den wichtigsten Heilpflanzen. Sie war in allen Klöstergärten anzutreffen. Aber sie geriet mehr und mehr in Vergessenheit und findet sich heute nur noch verwildert in Weingärten wieder, wenn sie nicht von ausgesprochenen Liebhabern gezogen wird. Für dieses Vergessen spricht auch, dass in der entsprechenden Literatur kein Trivialname auftaucht.

Auch die alten Volksbräuche sind längst in Vergessenheit geraten. Einst diente die Weinraute als wirksames Mittel gegen Gift und Geister, Tod und

Teufel oder den „bösen Blick". Wichtig war, den Samen unter allerlei Verwünschungen auszustreuen, damit sich die Pflanze gut entwickele. Junge Pflanzen hingegen musste man stehlen. Bei Eheproblemen sollte man mit in Weihwasser getauchten Zweigen das Schlafzimmer und das eheliche Bett bespritzen. Weinraute half auch, glaubte man, die Keuschheit zu bewahren oder zu behüten.

Gemeinsam mit Birnbrot (mit gedörrten Birnen gefülltes Gebäck) und Hutzelbrot (ein Früchtebrot) in ein Tuch gewickelt, legte man das Bündel im Schweizer Simmental in ein Loch der Türschwelle und verschloss es mit einem Rechenzahn gegen böse Geister. Ganz anders in Persien, dort wurde bei festlichen Anlässen glückverheißendes Räucherwerk aus Rautensamen verwendet.

Der römische Dichter Ovid (20 vor bis 17 nach Christi Geburt) riet Männern, die sich aus einer unglücklichen Liebesbeziehung befreien wollten, zu einer Kur mit Weinraute, um die weniger guten Eigenschaften einer Frau besser erkennen zu können. Die Mönche des frühen Mittelalters versuchten mit

Rautenwein als Sedativum ihre leiblichen Lüste zu bekämpfen.

Als eine zuverlässige Zeugin für die Heilkraft der Raute kann Hildegard von Bingen zitiert werden. Sie schreibt über die Pflanze: *Sie ist stark an Kräften bezüglich Feuchtigkeit und gut gegen trockene Bitterstoffe, die in jenem Menschen wachsen, in dem es an rechten Säften mangelt.* [...] *Und gegessen unterdrückt sie die unrechte Glut des Blutes im Menschen.* Außerdem empfiehlt sie, beim Gang durch den Kräutergarten nach einer reichlichen Mahlzeit ein oder zwei Rautenblätter zu essen, um Verdauungsbeschwerden vorzubeugen. In heutigen Apotheken kann man Presslinge aus Weinraute in Form von Tabletten erhalten.

Die Blätter der Weinraute, einst charakteristisch für die römische Küche, finden seit einigen Jahren auch wieder Verwendung bei der Zubereitung verschiedener Fleischgerichte oder als Würze für Eier, Fisch und Streichkäse, Salat, Soße, Gebäck und Kräuterbutter. Schwangere sollten allerdings das Rautengewürz wegen der abortiven Wirkung meiden.

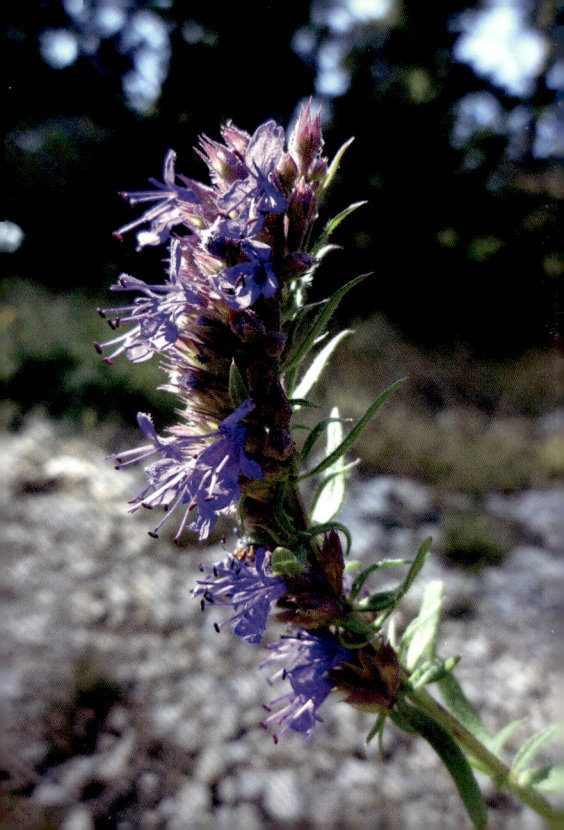

Ysop

Systematik
Familie: Lippenblütler
Unterfamilie: Nepetoideae
Tribus: Mentheae
Gattung: Hyssopus
Art: Ysop
Wissenschaftlicher Name:
Hyssopus officinalis

Zwergstrauch
Höhe: bis 60 cm
Blüte: Juli bis Oktober
Sammelzeit: Juni bis August

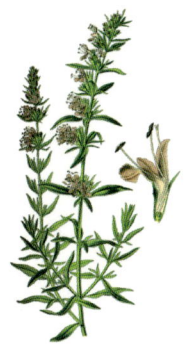

Der Name Ysop ist hebräischen Ursprungs (*ésóv*) und bedeutet heiliges Kraut. Man kennt ihn in unseren Breiten auch unter Trivialnamen wie Bienenkraut, Duftisoppe, Eisenkraut, Essigkraut, Gewürzysop, Heisop, Hisopo, Hizopf, Ibsche, Isump, Josefskraut oder Weinespenkraut.

Seit dem 16. Jahrhundert wird Ysop als Heil- und Gewürzpflanze vor allem in klösterlichen Gärten angebaut und in den einschlägigen Kräuterbüchern ausführlich wegen seiner heilenden Wirkung beschrieben. Bei dem englischen Arzt und

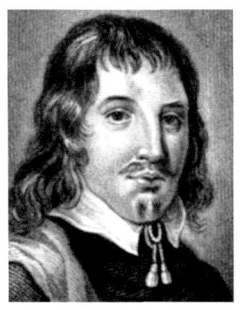

Apotheker Nicholas Culpeper (1616–1654) steht: *Es hilft gegen Ohrensausen, Atembeschwerden und Zahnweh. Das frische Kraut, mit Zucker zerstoßen, hilft bei frischen Wunden und Schnitten.* Hildegard von Bingen attestierte dem Ysop eine große Heilkraft.

Nicholas Culpeper.
Ausschnitt aus dem Frontispiz des
„Herbal" von Culpeper

Mattioli empfahl das Kraut gegen verschiedene Beschwerden. Er schreibt: *Isop mit Wein genossen/Fenchelsamen darunter gemischt/den getruncken/nimmt das Wehe im Magen und Därmen, hilfft wider der Wassersucht und Geelsucht/bewegt den Harn der Frawenzeit/vertreibt den Frost des Fiebers unnd bringt dem Leibe gut Hitze.*

In einem ganz anderen Zusammenhang ist in der Bibel von Ysop die Rede. Die Israeliten sollten Ysopbüschel verwenden, um damit das Blut des

Passahlammes an die Türpfosten zu streichen, damit der Todesengel das Haus verschonte. *Und nehmt ein Büschel Ysop und taucht es in das Blut im Becken und bestreicht mit diesem Blut im Becken die Oberschwelle und die zwei Türpfosten; und kein Mensch von euch soll zu seiner Haustür hinausgehen bis zum Morgen! (2. Mose 12,22).*

Ysop ist zwar als Wildkraut häufig anzutreffen, war aber als Würz- und Heilkraut trotz seiner Inhaltsstoffe wie ätherisches Öl, Flavonglycosise, Gerbstoffe, Cholin, Apfelsäure, Zucker, Harz, Gummi und Farbstoff Hyssopin nahezu in Vergessenheit geraten.

Ysop findet als aromatisches Würzkraut auch in der Küche wieder Verwendung. Es reichen wenige Blättchen, um Salaten, Tomaten, Quark und Soßen einen herzhaften Geschmack zu geben. Auch Kartoffel-, Pilz-, Fisch- oder fette Fleischgerichte vertragen wenige Blätter Ysop, der allerdings beim Kochen seine Wirkung verliert, weshalb er erst im Nachhinein an die Speisen gegeben wird.

Ysop zählt unbedingt zu den wiederentdeckten Kräutern.

Die Rhino Westentaschen-Bibliothek

Neuerscheinungen
Sommer 2017

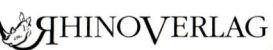

RHINOVERLAG

Thüringer Wald-Kreativ Museum mit
1. Deutschem Kloßpressenmuseum
98701 Großbreitenbach, Myliusstr. 6

u. a. mit Olitätenausstellung und
Heilpflanzen– u. Kräutergarten